lehmanns media

Medizinische Terminologie
ein Kompaktkurs

herausgegeben von:

Heiner Fangerau
Stefan Schulz
Thorsten Noack
Irmgard Müller

5. korrigierte Auflage
2014

lehmanns media

Bibliografische Informationen der Deutschen Nationalbibliothek:
Die Deutsche Nationalbibliothek verzeichnet diese Publikation in der deutschen Nationalbibliografie; detaillierte bibliografische Informationen sind im Internet unter: <*http://dnb.ddb.de*> abrufbar.

Helmholtzstraße 2-9 • 10587 Berlin

Druck und Bindung: Dimograf • Bielsko Biała • Polen

ISBN: 978-3-86541-297-3

www.lehmanns.de

Inhaltsverzeichnis

Vorbemerkung

Das vorliegende Skript zur „Medizinischen Terminologie – ein Kompaktkurs“ basiert auf dem bis 2005 von Irmgard Müller und Stefan Schulz herausgegebenen Skriptum „Medizinische Terminologie – Ein Kompaktkurs in 13 Lektionen“, das seit vielen Jahren an den Universitäten Bochum, Essen und Düsseldorf als Unterrichtsmaterial für die Kurse in der Medizinischen Terminologie diente.
Das Skript beschränkt sich auf die wichtigsten Grundregeln und Begriffe und ist den besonderen Bedürfnissen von Medizinstudierenden, die sich das erste Mal mit Medizinischer Terminologie auseinandersetzen, angepasst. Es soll den Unterricht begleiten und die intensive Arbeit im Kurs strukturieren.
Ein medizinisches Wörterbuch kann durch das Skriptum ebenso wenig ersetzt werden wie ein Atlas der Anatomie. Sprachwissenschaftler werden eventuell ob der im Skript vorhandenen Vereinfachungen oder Lücken enttäuscht sein, doch konnte darauf im Hinblick auf das zu verfolgende Ziel, Medizinstudierenden die Grundkenntnisse der Medizinischen Terminologie zu vermitteln, keine Rücksicht genommen werden. Tiefer gehend Interessierte seien an die einschlägigen Lehrbücher verwiesen.
Wir hoffen, mit dem Skript eine geeignete Lernhilfe zu geben und danken allen an der Erstellung Beteiligten, insbesondere Skara Friederichs, Marita Bruijns-Pötschke, Manfred Köhler, Albrecht A. Geister, Yasemin Tahsim-Oglou und Stephanie Hammer. Ebenso danken wir den Düsseldorfer und Bochumer Studenten der vergangenen Semester für ihre vielen Verbesserungsvorschläge. Wir freuen uns selbstverständlich auch sehr über Ihr Feedback! Die Email-Adressen der Herausgeber finden Sie im Internet.

Heiner Fangerau, Stefan Schulz, Thorsten Noack und Irmgard Müller
im Juli 2008

1. Grundlagen
Terminologie und Nomenklatur / Geschichte der medizinischen Fachsprache

Was ist Terminologie?

„Keine Wissenschaft kann besser funktionieren als ihre Sprache! Ihre Qualität und Leistung sind direkt proportional zu ihrer sprachlichen Sorgfalt und umgekehrt proportional zu ihrer sprachlichen Schlamperei. Beides kann man lernen!" (W. Kamlah, Logiker)

Lernziele
Sie sollen den Unterschied zwischen Umgangssprache, Terminologie und Nomenklatur kennen lernen. Sie sollen in der Lage sein, unterschiedliche Begriffe diesen Sprachtypen richtig zuzuordnen.

In der medizinischen Wissenschaft und der medizinischen Praxis kommt der Sprache eine nicht zu unterschätzende Bedeutung zu. Forscher untereinander müssen sich ebenso einheitlich und unmissverständlich miteinander verständigen wie der Arzt oder die Ärztin mit ihren Patienten. Dabei bedienen sich die entsprechenden Akteure eines besonderen Vokabulars und einer bestimmten Grammatik, die jeweils der Situation angepasst werden müssen.
Die medizinische Fachsprache ist vor allem durch ein umfangreiches ihr eigenes *Vokabular* gekennzeichnet, das sich ständig vermehrt, da neue Forschungsergebnisse nach neuen exakten Benennungen verlangen. Neben einem Rückbezug auf lateinische und griechische Begriffe werden im alltäglichen Gebrauch zunehmend Abkürzungen und sogenannte Akronyme (s.u.) benutzt, um komplizierte, lange Termini im Alltag kurz und knapp zu umreißen. In der *Konstruktion* wissenschaftlicher Fachausdrücke spielen vor allem Kombinationen von Substantiven, Adjektiven, Präfixen und Suffixen eine Rolle (vgl. S. 29).

Mit dem *Gebrauch* eines wissenschaftlichen Vokabulars werden verschiedene Zwecke verfolgt. Im Rahmen einer wissenschaftlichen Fachsprache dient das Benutzen von Fachtermini u.a.

- dem Schaffen von neuen „Gegenständen" bzw. „Objekten" (z.B. in der Medizin von Krankheiten)
- der Bezeichnung wissenschaftsspezifischer Befunde (z.B. in der Medizin besondere Sichtweisen auf Körperteile)

- der genauen Benennung von der jeweiligen Wissenschaft eigenen Vorgehensweisen, für die es keine Entsprechung in der Umgangssprache gibt (z.B. durch Technik erzeugte Bilder etc.)
- einer internationalen Verständlichkeit (im Falle einer Nomenklatur, s.u.)
- einem Distinktionsgewinn (Gewinnung von Sozialprestige durch Abgrenzung von anderen Gruppen – in diesem Fall durch Sprache)

Zusatzinformation
Für wissenschaftliche Datenbankrecherchen haben sich so genannte „Thesauri" als sinnvoll erwiesen. Hierbei handelt es sich um ein kontrolliertes Vokabular, dessen Begriffe untereinander durch gegenseitige Bezüge miteinander verbunden sind. Mit Hilfe dieser Begriffe werden Datenbankeinträge kurz charakterisiert und damit (wenn man das Vokabular kennt) schnell und relativ punktgenau auffindbar. Das Vokabular solcher Thesauri wird strenger kontrolliert als die im Alltag gebrauchte Fachsprache, eigenmächtige Ergänzungen von Begriffen sind nicht möglich. Der in der Medizin hauptsächlich benutzte Thesaurus ist der „MeSH-Thesaurus" (**Me**dical **S**ubject **H**eadings). Dieser Thesaurus wurde von der National Library of Medicine (NLM), USA erstellt und wird fortlaufend aktualisiert. Er wird zur Katalogisierung von Buch- und Medienbeständen verschiedener medizinischer Datenbanken benutzt und umfasst circa 50000 Begriffe.

Bei der Auseinandersetzung mit der medizinischen Fachsprache müssen zwei Bezeichnungen voneinander unterschieden werden:

Terminologie und **Nomenklatur**

Der Begriff „Terminologie" bezeichnet eigentlich die Lehre von der Fachsprache eines Wissenschaftsgebietes. Es ist üblich, auch die Fachsprache selbst so zu bezeichnen. Die Terminologie ist eine gewachsene, lebendige, nicht nach festen Regeln gebildete Sprache, die nicht nur aus Fachausdrücken, sondern aus ganzen Sätzen besteht. Sie enthält auch umgangssprachliche Wörter, denen in der Medizin eine veränderte Bedeutung zukommt, z.B. „Verband" oder „Kultur".
Im Gegensatz zur Terminologie ist die „Nomenklatur" ein wissenschaftliches Bezeichnungssystem, das nicht aus Sätzen, sondern aus festgelegten Begriffen besteht. Die medizinische Fachsprache besitzt heutzutage beispielsweise in den Nomina Anatomica (siehe unten) eine solche Nomenklatur. Mitunter wird zwischen den Begriffen „nomenclature" und „terminology" nicht scharf unterschieden, so dass die neueste anatomische Nomenklatur von 1998 „Terminologia Anatomica (International Anatomical Terminology)" heißt.

Gebrauch der Fachsprache

Der Kursus Terminologie soll vornehmlich die Struktur der medizinischen Terminologie (Grammatik und Semantik [= Bedeutung]) vermitteln und „Sprachkompetenz" herbeiführen. Diese ist essentiell für den richtigen Gebrauch der Sprache, denn im medizinischen Kontext kommt es auch darauf an, wie man etwas mit Sprache macht (Pragmatik).
Mit Hilfe von Sprache kann ein Arzt z.B. grüßen, beleidigen, diagnostizieren, prognostizieren, „krank schreiben" etc. Die Frage, wie dies alles mit Sprache gemacht wird, ist abhängig von der Situation und der Gesprächskonstellation. Wer spricht mit wem in welchem Kontext? Nur wenn die Medizinische Terminologie richtig beherrscht wird, können korrekte Wechsel zwischen verschiedenen Sprachebenen vollzogen werden. Unter Wissenschaftlerkollegen sollten sprachliche Ungenauigkeiten oder Fehler vermieden werden, da der Sprecher sonst inkompetent wirkt. Im Patientengespräch sollten eventuell komplizierte Fachtermini nicht benutzt werden, da der Patient den Gesprächsinhalt sonst nicht versteht oder dem Sprecher unterstellt, er wolle sich von ihm abheben, ihn ausgrenzen und einen „Distinktionsgewinn" erzielen.
Gelegentlich muss folglich während der Kommunikation ein Wechsel zwischen verschiedenen Sprachebenen erfolgen. Wortschatz und Grammatik müssen angepasst werden. Äußere Umstände, die Einfluss darauf haben, in welcher Situation welche Sprachebene Verwendung findet, sind beispielsweise:

- das Verhältnis von Sender und Empfänger (Vorgesetzter, Untergebener, Familie etc.)
- Bekanntheitsgrad (Freund, unbekannt etc.)
- Kommunikationsform (schriftlich, mündlich, elektronisch etc.)
- Gesprächssituation (Arzt-Patient, Kollegen im Operationssaal, wissenschaftlicher Kongress etc.)

Beispiel

Mit wem spricht man wie?

<u>Ärzte untereinander / Ärzte und fortgeschrittene Studierende</u>
Fachsprache (Termini technici)
Terminus technicus: Carcinoma cervicis uteri

<u>Arzt und informierter Patient / Arzt und Pflege / Arzt und Studierende</u>
Fachsprache, **Lehnbegriffe**, Gemeinsprachliche Begriffe
Lehnbegriff: Zervixkarzinom

<u>Arzt und Patient / Patient und Patient</u>
Fachsprache, Lehnbegriffe, **Gemeinsprachliche Begriffe**
Gemeinsprachlich: Gebärmutter(hals)krebs

Abkürzungen, Akronyme und Eponyme

Abkürzungen

Wie in der Schriftsprache des Alltags werden in der medizinischen Fachsprache häufig Abkürzungen verwendet, z.B. M. für Musculus oder Morbus, i.v. für intravenös und Tbl. für Tablette (vgl. S. 20).

Akronyme

Ein Sonderfall der Abkürzung ist das Akronym, ein Kunstwort, das sich aus den Anfangsbuchstaben mehrerer Wörter zusammensetzt, wie AIDS (**A**cquired **I**mmune **D**eficiency **S**yndrome) oder SARS (**S**evere **A**cute **R**espiratory **S**yndrome).

Eponyme

Eponyme, sog. „Beinamen", stellen Ausdrücke dar, die Eigennamen der Erstbeschreiber enthalten. Zwei von zahllosen Beispielen aus der Medizin sind der Frank-Starling-Mechanismus oder die Alzheimer-Demenz.
Ein Nachteil der Eponyme besteht in ihrer eingeschränkten, oft regionalen Verbreitung. Außerdem werden Ehrennamen der Komplexität von Entdeckungen nicht gerecht, an denen häufig zahlreiche Forscher beteiligt sind. Auch lassen sich Eponyme nicht logisch herleiten. Sie müssen auswendig gelernt werden. Schließlich erscheint die Ehrung in Form von Eponymen in manchen Fällen moralisch problematisch. Z.B. hat eine Reihe von Personen, nach denen Krankheiten benannt sind, eine nationalsozialistische Vergangenheit, so dass in den letzten Jahren eine Umbenennung dieser Krankheiten diskutiert wird.

Beispiele für moralisch problematische Eponyme

<u>Hallervorden-Spatz-Syndrom</u>

Für das Hallervorden-Spatz-Syndrom, ein komplexes Krankheitsbild aus der Kinderheilkunde, wird zunehmend das Akronym NBIA (**N**eurodegeneration with **B**rain **I**ron **A**ccumulation) verwendet.
Julius Hallervorden und Hugo Spatz beschrieben 1922 diese nach ihnen benannte seltene schwerwiegende Erkrankung. Beiden Forschern wird vorgeworfen, im Zweiten Weltkrieg die Leichen von Opfern der NS-Euthanasie seziert zu haben.

<u>Reiter-Krankheit</u>

Als Reiter-Krankheit wird eine Autoimmunerkrankung bezeichnet, die nach Infekten auftritt und u.a. mit einer Gelenkentzündung einher geht. Zunehmend wird der Ausdruck Reaktive Arthritis benutzt.
Hans Reiter beschrieb 1916 das nach ihm benannte Krankheitsbild. Im Nationalsozialismus leitete er die höchste medizinische Aufsichtsbehörde, das Reichsgesundheitsamt. Als belastend wird heute angesehen, dass er medizinische Menschenversuche in Konzentrationslagern stillschweigend toleriert hat, so im KZ Buchenwald 1942 durchgeführte Fleckfieberversuche, bei denen 250 Häftlinge starben.

Geschichte der medizinischen Fachsprache

Lernziele
Sie werden die Entstehung und Entwicklung der medizinischen Fachsprache kennen lernen. Sie sollen verstehen, warum Begriffe aus verschiedenen Sprachen Eingang in die Terminologie gefunden haben und warum viele Benennungen an (historische) Alltagsgegenstände angelehnt sind.

Die medizinische Fachsprache hat sich in einer Traditionskette, die bis in die Antike zurückverfolgt werden kann, entwickelt. Als Produkt dieser Entwicklung stammen die meisten Termini, die das heutige Bild der medizinischen Fachsprache prägen, aus dem Lateinischen und dem Griechischen. Aber auch arabische und persische Begriffe kommen vereinzelt vor. Schließlich drangen und dringen auch immer wieder Bezeichnungen aus anderen Sprachen, besonders aus dem Englischen oder Französischen, in die Fachsprache ein. Viele Begriffe aus der klinischen Fachsprache der Chirurgie sind z.B. französischen Ursprungs (Lancette, Pincette, Bandage, Lavage). Neue Krankheitsbilder bekommen heutzutage meistens lateinisch-griechisch-englische Hybridbezeichnungen (z.B. Attention-Deficit Hyperactivity Disorder). Auch Abkürzungen (sog. Akronyme) wie z.B. ADHD, AIDS oder SARS zur Bezeichnung komplexer Erkrankungsbilder werden häufiger.
Der Ursprung einer beachtlichen Anzahl noch heute verwendeter Fachausdrücke liegt in der griechischen Antike. Viele Bezeichnungen finden sich beispielsweise schon in dem „Corpus Hippocraticum", einer Sammlung von Schriften aus dem 5. bis 2. Jh. v. Chr., die nach dem griechischen Arzt **Hippokrates** (460-377 v. Chr.) benannt wurde. Für die später lebenden Mediziner waren aber nicht nur die Werke der griechischen Ärzte, sondern auch die Schriften der griechischen Naturphilosophen, beispielsweise des Aristoteles (384-322 v. Chr.), Vorbild und Leitfaden für eigene medizinische Darstellungen.
Die Ärzte der römischen Antike übernahmen viele Begriffe, die von den Griechen geprägt worden waren; darüber hinaus war das Griechische auch im antiken Rom eine gesprochene, also lebendige Sprache: denn die Römer bemächtigten sich nach der Unterwerfung der alten griechischen Reiche auch der griechischen Kultur. So war es zum Beispiel üblich, sich griechische Ärzte und Lehrer als Sklaven zu halten.
Einige der römischen Ärzte erlangten als Autoritäten eine besondere Berühmtheit: ihre Lehren und Begriffssysteme haben die gesamte weitere Entwicklung der Medizin entscheidend beeinflusst. Allen voran ist der Arzt und Gelehrte **Galen** zu nennen, der 129 n. Chr. in Pergamon geboren wurde, unter anderem als Gladiatorenarzt in Rom praktizierte und um ca. 200 gestorben ist. Er hinterließ ein umfangreiches in griechischer Sprache geschriebenes Werk. Auch die in

lateinischer Sprache verfassten Werke anderer Gelehrter, wie **Celsus** (gest. im 1. Jh.) und **Plinius des Älteren** (23-79), besaßen eine große Bedeutung.
Bezeichnungen für medizinische Sachverhalte schufen die Ärzte und Philosophen der Antike oft aus der Umgangssprache durch Vergleich mit Alltagsgegenständen: so wurden beispielsweise die Hüftgelenkspfanne aufgrund ihrer Ähnlichkeit mit einem Essigschälchen als „Acetabulum" und das Zungenbein aufgrund seiner Ähnlichkeit mit dem griechischen Buchstaben (H)Ypsilon als „Os hy(psil)oideum" bezeichnet.

TIPP!
Gelegentlich helfen diese Ähnlichkeiten beim Lernen von Vokabeln!

Diese Art der Begriffsbildung wurde auch noch später, bis in die Neuzeit hinein, angewendet und blieb nicht auf anatomische Strukturen beschränkt. Auch Krankheitssymptome, Diagnosen, Medikamente oder andere Therapieformen wurden mitunter phantasievoll nach Erscheinungen der Lebenswelt der jeweiligen Ärzte benannt. So erhielten Impfstoffe beispielsweise auch die Bezeichnung „Vakzine", ein Begriff, der sich vom lateinischen Wort „vaccina" („die von Kühen stammende") ableitet und der auf das von Edward Jenner (1749-1823) entwickelte Verfahren der Pockenschutzimpfung mit Erregern der Kuhpocken zurückgeht.
In der zweiten Hälfte des ersten Jahrtausends n.Chr. verfielen im Abendland, nach dem Niedergang des römischen Imperiums, immer größere Teile des antiken medizinischen Wissens ebenso wie die Sprachkenntnisse. Der Hauptstrom der Überlieferung floss deshalb zunächst über das Oströmische Reich (Byzanz) in den islamischen Kulturkreis an die syrischen und persischen Medizinschulen. Besondere Berühmtheit erlangte **Ibn Sina (Avicenna)** (980-1037 n.Chr.), der Leibarzt mehrerer islamischer Herrscher war. Unter den Werken des Avicenna finden sich, neben eigenständigen Schriften, zahlreiche Übersetzungen und Kommentare zu Galen und Aristoteles.
Gleichzeitig mit der Ausbreitung der arabischen Herrschaft im Mittelmeerraum entstanden die ersten Übersetzerschulen in Salerno (Italien), Toledo und Cordoba (Spanien), wo seit dem 11. Jahrhundert viele Schriften der islamischen Gelehrten ins Lateinische übersetzt und so den europäischen Ärzten zugänglich gemacht wurden. Diese profitierten nicht nur von den eigenständigen Beobachtungen der islamischen Ärzte, sondern auch das antike Wissen wurde in großem Umfang wiederentdeckt. Doch nicht alle Begriffe waren übersetzbar, so dass neben den griechischen eine Vielzahl arabischer, persischer und hebräischer Ausdrücke „latinisiert" und weiterverwendet wurden.

Beispiel
Begriffe aus dem islamischen Kulturkreis: Nucha, Alkohol, Benzol, Alchemie

Im 12. Jahrhundert bestand die medizinische Fachsprache also bereits aus einem Mosaik lateinischer und „latinisierter" Begriffe, die dem Griechischen, Arabischen, Persischen, Syrischen und Hebräischen entstammten.

Für die folgenden Jahrhunderte blieb das Lateinische die Sprache der Gebildeten im Abendland. Neue Bezeichnungen, die im Verlauf der Entwicklung der medizinischen Wissenschaft notwendig wurden, entnahm man dem Lateinischen oder bildete sie in Analogie zu den lateinischen Termini.
Unter der Vielzahl von Ärzten, die die Entwicklung der Medizin beeinflussten, ist für die Anatomie **Andreas Vesal** (1514/1515-1564 n. Chr.) besonders hervorzuheben. Vesal, der den arabischen Ausdrücken innerhalb der Anatomie ablehnend gegenüberstand, bemühte sich, aus dem Arabischen stammende Fachbegriffe durch neue lateinische Bezeichnungen zu ersetzen. Außerdem führte er eine Vielzahl neuer Termini in die Anatomie ein. Diese Entwicklung wurde auch in späteren Zeiten weiter vorangetrieben, so dass heute nur noch wenige Begriffe an den Einfluss des islamischen Kulturkreises erinnern. Dagegen haben sich viele, ursprünglich griechische Ausdrücke in ihrer ehemaligen und latinisierten Form erhalten.
Aus der Überlieferungsgeschichte ergibt sich, dass sowohl griechische und römische als auch arabische und persische Ärzte einen wichtigen Anteil an der Entwicklung der Medizin hatten und dazu beitrugen, dass die heutige medizinische Fachsprache nicht einheitlich, sondern aus Wörtern der verschiedensten Sprachen zusammengesetzt ist.

Die Nomina Anatomica

Lernziele
Sie sollen die Nomina Anatomica und ihre Grundregeln kennen und anwenden lernen.

Nomenklaturen (v. nomen (lat.) = Name; kalo (gr.) = ich benenne, rufe), d.h. nach bestimmten Regeln erstellte Bezeichnungssysteme, spielen heute innerhalb vieler Wissenschaften wie der Biologie (z.B. Bezeichnungssystem der tierischen und pflanzlichen Organismen), der Chemie (z.B. Bezeichnungssystem der organischen Verbindungen) und auch der Medizin (z.B. Nomina Anatomica, Nomina Histologica, Nomina Embryologica) eine wichtige Rolle. In den **Nomina Anatomica** sind die Teile des menschlichen Körpers in **international gültiger** Weise **systematisch** bezeichnet.
Die erste anatomische Nomenklatur wurde 1895 von der Anatomischen Gesellschaft auf ihrer 9. Versammlung in Basel beschlossen: die Basler Nomina Anatomica (BNA). Eine solche Vereinheitlichung war notwendig geworden, um wieder eine exakte Verständigung auf dem Gebiet der Anatomie zu erreichen, da inzwischen eine Vielzahl der verschiedensten Bezeichnungen für ein- und dieselbe Struktur nebeneinander existierten (beispielsweise wurde die Valva ileocecalis vor den BNA als Valvula coli, Valvula ileocoecalis, Valvula Bauhini, Valvula Tulpii und Valvula Falloppiae bezeichnet).
1935 wurden die BNA durch die Jenaer Nomina Anatomica (JNA), 1955 durch die Pariser Nomina Anatomica (PNA) verbessert und ergänzt. Zahlreiche weitere Modifikationen folgten bis heute, zuletzt 1998 (Terminologia Anatomica). Seitdem sind neben lateinischen auch englische Begriffe zugelassen (vgl. aktuelle Atlanten der Anatomie).

Wesentliche Grundsätze der Nomina Anatomica (die jedoch, besonders im klinischen Gebrauch, nicht immer eingehalten werden):

1. Jedes Organ soll nur durch einen Ausdruck bezeichnet werden.
2. Die Bezeichnungen sollen möglichst dem Lateinischen entstammen.
3. Die Ausdrücke sollen möglichst kurz sein.
4. Unterschiedliche Attribute sollen sich gegensätzlich verhalten.
5. Sämtliche Eponyme sind zu vermeiden.[1]
6. Organe mit topografisch engem Bezug sollen ähnliche Namen haben.

[1] Z.B. wird heute der nach seinem Erstbeschreiber Thomas Willis (1621-1675) benannte „Circulus arteriosus Willisii“ an der Hirnbasis als „Circulus arteriosus cerebri“ bezeichnet.

Schreibregeln der Nomina Anatomica (Terminologia Anatomica 1998):

Der Anfangsbuchstabe des ersten Wortes eines Ausdrucks wird groß geschrieben, alle folgenden Wörter klein, unabhängig davon, ob es sich um Adjektive oder Substantive handelt.

Das lateinische „i" wird, wenn es als „j" gesprochen wird (im Anlaut vor Vokalen und zwischen Vokalen), auch als „j" geschrieben, z.B.

lat.: ieiunum Nomina Anatomica: Jejunum

Der Umlaut „ae" wird – außer in Deklinationsendungen am Wortende – unregelmäßig an die angloamerikanische Schreibweise angepasst. Die Vorsilbe „prae-" wird in einigen anatomischen Begriffen zu „pre-". Beispiel: Preputium. Man findet allerdings noch in vielen Atlanten die Schreibweise „prae-" oder (besonders im klinischen Sprachgebrauch) auch „prä-".

Weitere Beispiele

adh**ae**sio wird zu adh**e**sio	c**ae**cum bleibt c**ae**cum
aequator wird zu **e**quator	c**ae**ruleus bleibt c**ae**ruleus
aqu**ae**ductus wird zu aqu**e**ductus	t**ae**nia bleibt t**ae**nia
glut**ae**us wird zu glut**e**us	

Umlaut „oe":
oesophagus bleibt **oe**sophagus.

Eine Vereinheitlichung der klinischen Fachsprache konnte bisher nicht in dem Maße wie für die Anatomie erreicht werden. Die oben angeführten Regeln gelten also nur für die Nomina Anatomica, nicht für die klinische Fachsprache. Die wichtigsten Unterschiede zwischen den Nomina Anatomica und der klinischen Fachsprache sind also:

	Nomina Anatomica	**klin. Fachsprache**
Eponyme	keine	häufig
griech. Elemente	vermindert	überwiegend
lat. Elemente	überwiegend	vermindert
Wörter aus modernen Sprachen	gering (seit 1998 auch engl. Namen)	häufig
Wortschatz	international vereinheitlichte, kontrollierte Veränderungen	stete Anpassung an Landessprachen

Medizinische Klassifikationssysteme

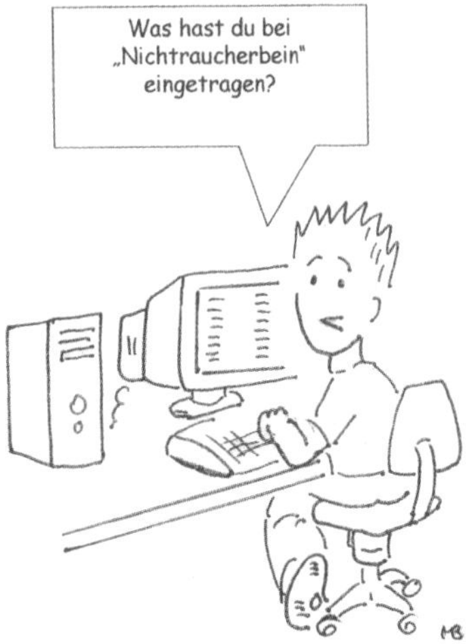

Die klinische Fachsprache besitzt in der „**I**nternational Statistical **C**lassification of **D**iseases and Related Health Problems" (ICD) der Weltgesundheitsorganisation (WHO) eine Krankheitsklassifikation, zu der auch eine Nomenklatur gehört. Diese Nomenklatur der Krankheiten („**I**nternational **N**omenclature of **D**iseases" (IND)) verfolgt das Ziel, für jede Krankheit eine Bezeichnung festzulegen, die spezifisch, unverwechselbar, selbsterklärend, einfach und ursachenorientiert sein soll. Die Arbeit an der IND ist jedoch noch nicht abgeschlossen.
Die ICD, die in 42 Sprachen erscheint, ist eine Krankheitsklassifikation, die 1893 zur internationalen Vergleichbarkeit statistischer Daten geschaffen und seitdem mehrfach grundlegend überarbeitet wurde. Medizinisch-praktische Gesichtspunkte spielen für das Klassifikationssystem der ICD eine untergeordnete Rolle.
Jede Erkrankung erhält einen mehrstelligen sprachunabhängigen Code (z.B. K02 Zahnkaries). Auf der Grundlage der ICD-Diagnosen werden in Deutschland u.a. sämtliche medizinische Leistungen mit den Krankenkassen abgerechnet. Zur Zeit ist die ICD in der 10. Revision gültig (ICD-10).

Beispiel

Auszug aus der ICD-10, Krankheiten des Verdauungssystems (K00-K93)

Praktisch-medizinische Aspekte spielen bei der ICD-Einteilung eine geringe Rolle. So sind dem Abschnitt „Krankheiten des Verdauungssystems" alle Krankheiten von den Zähnen (z.B. Zahnkaries) bis zum Enddarmausgang (z.B. Analfissur) zugeordnet. Die relevanten Karzinome des Verdauungstraktes finden sich in einem anderen Abschnitt.

K00-K14	Krankheiten der Mundhöhle, der Speicheldrüsen und der Kiefer
K20-K31	Krankheiten des Ösophagus, des Magens und des Duodenums
K35-K38	Krankheiten der Appendix
K40-K46	Hernien
K50-K52	Nichtinfektiöse Enteritis und Kolitis
K55-K63	Sonstige Krankheiten des Darmes
K65-K67	Krankheiten des Peritoneums
K70-K77	Krankheiten der Leber
K80-K87	Krankheiten der Gallenblase, der Gallenwege und des Pankreas
K90-K93	Sonstige Krankheiten des Verdauungssystems

Richtlinien zur Aussprache und Rechtschreibung

Lernziele
Sie sollen in der Lage sein, Begriffe der medizinischen Terminologie korrekt zu schreiben und auszusprechen.

Die Ausspracheregeln gelten, wie auch die Regeln zur Rechtschreibung, für Begriffe der Nomina Anatomica ebenso wie für die lateinischen bzw. die meisten der latinisierten Begriffe der klinischen Fachsprache. Es wird gesprochen:

qu	wie	„kw“	aqua	= „akwa“
ph	wie	„f“	pharynx	= „farynx“
v	wie	„w“	valva	= „walwa“

c	als	„k“	vor a, o, u und Konsonanten
c	als	„z“	vor e, i, y, ae und oe
ch	als	„ch“	„c“ und „h“ werden nicht getrennt gesprochen

Entsprechend werden Fachausdrücke, wenn sie eingedeutscht sind, mit „k“ bzw. mit „z“ geschrieben, das „ch“ bleibt unverändert:

Fachausdruck	**eingedeutschte Schreibweise**
Fascia	Faszie
Coccygodynia	Kokzygodynie
Carcinoma recti	Rektumkarzinom
Curvatura	Kurvatur
Cerumen	Zerumen
Conchae	Konchen

Ausnahmen betreffen einige wenige aus dem Griechischen stammende Fachausdrücke: Keratom (vgl. S. 140), Kinetose (vgl. S. 140), Hypoglykämie (vgl. S. 125).
Bei der „Eindeutschung“ von Fachausdrücken, die ein „ae“ oder ein „oe“ beinhalten, wird das „ae“ als „ä“ und das „oe“ als „ö“ geschrieben. Ausnahme: **Deklinationsendungen**.

Beispiele

ae	als	ä:	Anaemia – Anämie
oe	als	ö:	Oedema – Ödem

Betont wird meistens die vorletzte Silbe.

In der anatomischen Nomenklatur werden einige Bezeichnungen besonders oft abgekürzt. Der Plural wird dadurch zum Ausdruck gebracht, dass der letzte Buchstabe der Abkürzung verdoppelt wird.

Singular		Plural	
A.	Arteria	Aa.	Arteriae
*(Art.	Articulatio)	*(Artt.	Articulationes)
*(Gl.	Glandula)	*(Gll.	Glandulae)
Lig.	Ligamentum	Ligg.	Ligamenta
M.	Musculus	Mm.	Musculi
N.	Nervus	Nn.	Nervi
R.	Ramus	Rr.	Rami
*(Tr.	Tractus)	*(Trr.	Tractus)
V.	Vena	Vv.	Venae
*(Vag.	Vagina)	*(Vagg.	Vaginae)

* Nicht mehr in der neuesten Terminologia Anatomica.

Übungen: Was ist Terminologie?

Übung 1.1 Unterstreichen Sie im folgenden Textauszug aus dem Deutschen Ärzteblatt die Begriffe, die Sie der medizinischen Fachsprache zurechnen würden und überlegen Sie, wie Sie diese gemeinsprachlich übersetzen würden. Diskutieren Sie im Kurs Ihre Auswahl.

Rose, Tim; Imhoff, Andreas B.
Verletzungen beim Fußball
Deutsches Ärzteblatt 103, Ausgabe 23 vom 09.06.2006, Seite A-1611 / B-1376 / C-1328
Zusammenfassung
Fußball zählt als so genannte Kontaktsportart zu den verletzungshäufigen Sportarten. Neben der hohen Inzidenz gibt es eine große Bandbreite der Verletzungsarten. Die untere Extremität mit Verletzungen des Kniegelenks, des Sprunggelenks und der Muskulatur gilt als Hauptlokalisation, die einen Trainings- beziehungsweise Wettkampfausfall der Spieler bedingen. Chronische Überlastungen spielen dabei ebenso eine Rolle wie die meist durch Gegnerkontakt entstandenen Traumata. Durch Verdrehtraumata der Gelenke kommt es zu Überbeanspruchungen des Kapsel-Band-Apparates, die wiederum zu einer Überdehnung beziehungsweise Ruptur der entsprechenden Strukturen führen. Therapien reichen von konservativen bis hin zu operativ-rekonstruktiven beziehungsweise operativ-ersetzenden Methoden. Während Muskelverletzungen eher eine sehr gute Prognose hinsichtlich der Spielfähigkeit haben, bedingen Bandverletzungen oft eine längere Spielpause. Ausgeprägte Schädigungen des Gelenkknorpels sind meist mit einem Ende der Karriere verbunden. Neue Verfahren, die die physiologische Biomechanik mit einbeziehen, sowie die Weiterentwicklung der operativen Technologien eröffnen den Spielern zunehmend die Möglichkeit, zu ihrem alten Leistungsniveau zurückzukehren. Gezielte rehabilitative Maßnahmen sind zudem wichtig, um die Wiedereingliederung des Spielers zu erreichen, aber auch um weiteren Verletzungen vorzubeugen.

Schlüsselwörter: Fußballverletzung, Sportverletzung, Bänderriss, Gelenkrekonstruktion, Rehabilitation

Übung 1.2 Worin bestehen Unterschiede zwischen einer Terminologie und einer Nomenklatur?

Termi = ganze Sätze, Art zu sprechen ....

Nomenkl. = einzelne Begriffe ....

Übung 1.3 Ein Beispiel für ein historisch problematisches Eponym ist die Bezeichnung „Clara-Zelle“. Diese Zelle kommt in den kleinen Luftröhrenästen (Bronchiolen) aller Säugetiere vor und trägt den Namen des Anatomen Max Clara. Er beschrieb sie 1937 in einem fachwissenschaftlichen Aufsatz. Seine Entdeckung beruhte auf der Forschung an Hingerichteten, denen sehr wahrscheinlich unmittelbar nach ihrem Tod Organe entnommen worden waren.
Sollte die Clara-Zelle umbenannt werden? Welche Gründe für und gegen eine Umbenennung lassen sich anführen?

Folgende Aspekte können Ihnen bei der Bewertung behilflich sein:
(1) Die Sektionen fanden heimlich statt. „Mit Rücksicht auf die Bedeutung der wissenschaftlichen Forschung für die Allgemeinheit und die Volksgesundheit“ befürwortete der zuständige Generalstaatsanwalt einen entsprechenden Antrag von Max Clara 1935.
(2) In den Krankenhäusern stellte es schon lange eine Tradition dar, Verstorbene zu sezieren, wenn die Angehörigen nicht explizit widersprachen. Ähnliches galt für Hingerichtete: Ihre Leichen konnten der Anatomie zur Verfügung gestellt werden, wenn nicht Angehörige anders entschieden hatten.
(3) Aufgrund fehlender Unterlagen lassen sich die Identität der Toten und somit die Hinrichtungsgründe nicht rekonstruieren. Möglicherweise befanden sich unter den Sezierten politische Opfer, die zum Tode verurteilt worden waren.
(4) In der „normalen“ Strafjustiz des Nationalsozialismus galten keine rechtsstaatlichen Maßstäbe mehr, wie sie die Weimarer Republik gekannt hatte.
(5) Max Clara war ein ausgewiesener aktiver Nationalsozialist; er leitete zeitweise die Hochschulabteilung der NSDAP in Sachsen.
(6) Einer damals weit verbreiteten Strategie folgend versuchte er nach dem Krieg, sich als jemand darzustellen, der dem NS kritisch gegenüber gestanden hatte; Worte der Reue sind nicht bekannt.

Mir ist egal was der Forscher sonst so gemacht hat. Allerdings sollten Eigennamen grundsätzlich vermieden werden.

Übung 1.4 Nennen Sie vier Sprachen, die in der Geschichte der Medizin Eingang in die Medizinische Terminologie gefunden haben. Nennen Sie zu jeder Sprache beispielhaft einen Begriff.

1. Latein - Cerebrum
2. Griechisch - Derma
3. Arabisch - Alkohol
4. Hebräisch - ?

Übung 1.5 Nennen Sie die wichtigsten Unterschiede zwischen der klinischen Fachsprache und den Nomina Anatomica.

Klinische Fachsprache

- viele Eigennamen
- viel griechisch
- länderspezifisch
- Einfluss moderner Sprachen

Nomina Anatomica

- keine Eigennamen
- viel Latein
- Algemeingültig
- kaum moderne Sprachen

2. Lage- und Richtungsbezeichnungen / Grundbausteine der Terminologie

Lage- und Richtungsbezeichnungen, Ebenen

Lernziele
Sie sollen Begriffe für Ebenen, Lage- und Richtungsbezeichnungen in der medizinischen Terminologie korrekt anwenden können.

Die lateinischen Bezeichnungen für Lage, Richtungen und Ebenen spielen eine zentrale Rolle in der Anatomie und in der klinischen Medizin. Nur durch den richtigen Gebrauch der Lage- und Richtungsbezeichnungen wird eine Orientierung im Körper möglich. Dies gilt sowohl für anatomische Präparate als auch für funktionelle Darstellungen von Körpern wie beispielsweise in der Kernspintomographie oder im Röntgenbild. Bezeichnungen wie rechts, links, oben oder unten sind dabei zu unspezifisch, da man Körper und Bilder von Körpern drehen kann und exakte Zuordnungen so nicht mehr zu treffen sind. Was eben noch rechts war ist auf einmal links. Aus diesem Grund gibt es genauere Bezeichnungen für Lagen, Richtungen und Ebenen im Körper. Wie im Deutschen handelt es sich hierbei zumeist um Adjektive in einfacher oder gesteigerter Form (siehe Kapitel zu den Steigerungsformen, S. 59).

„Zerschneidet" man einen dreidimensionalen Körper real (in der Anatomie) oder virtuell (z.B. in der Radiologie), so kann man in verschiedenen (Schnitt-) Ebenen auf den Körper blicken.
Diese sind die

- **Sagittalebenen** (von sagitta = Pfeil; Ebenen, die durch ein Zerteilen in Pfeilrichtung von vorne entstehen)
- **Frontalebenen** (die parallel zur Stirn verlaufenden Ebenen, die den Körper in bauchwärts und rückwärts teilen); auch **Koronarebenen** (von corona = Krone)
- **Transversalebenen** (Horizontalebenen)

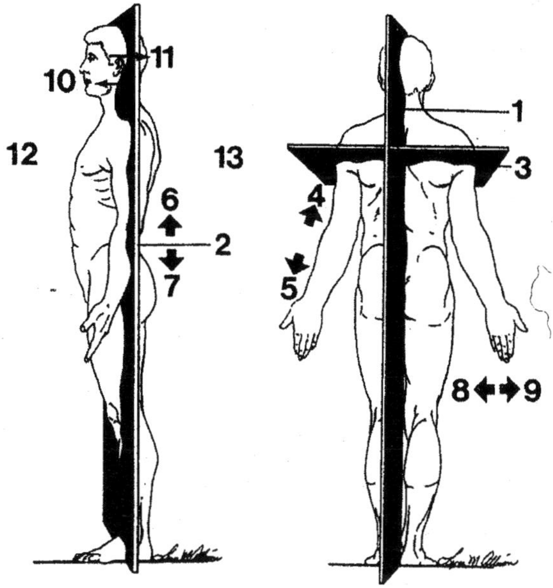

1. Sagittalebene (mediane Sagittalebene = Medianebene)

2. Frontalebene (= Koronarebene)

3. Transversalebene (= Horizontalebene)

Folgende Lage- und Richtungsbezeichnungen werden unterschieden:

4. proximal	5. distal
6. kranial	7. kaudal
8. medial	9. lateral
10. rostral	11. okzipital
12. ventral	13. dorsal

Vokabeln Lage- und Richtungsbezeichnungen

Vokabel[2]	Gen. sg.[3]	Übersetzung	*Erläuterung / Eselsbrücken*
ante		vor	*ante Christum natum = vor Christi Geburt*
anterior, -ior, -ius	-ioris	der vordere, weiter vorn gelegene	*Musculus tibialis anterior = vorderer Schienbeinmuskel*
post		hinter, nach	*post Christum natum = nach Christi Geburt*
posterior, -ior, -ius	-ioris	der hintere, weiter hinten gelegene	*Musculus tibialis posterior = hinterer Schienbeinmuskel*
infra		unterhalb	*infrarotes Licht = Licht mit einer Wellenlänge unterhalb des Rotspektrums*
inferior, -ior, -ius	-ioris	der untere, weiter unten gelegene	*der Superlativ lautet: imus, -a, -um (der unterste)*
supra		oberhalb	*super!*
superior, -ior, -ius	-ioris	der obere, weiter oben gelegene	*der Superlativ lautet: supremus, -a, -um (der oberste)*
intra		innerhalb	*Ein intravenös appliziertes Medikament wirkt innerhalb der Vene.*
interior, -ior, -ius	-ioris	der innere, weiter innen gelegene	*Interieur = Inneneinrichtung des Hauses* *der Superlativ lautet: intimus, -a, -um (der innerste) vgl. intimste Gedanken*
cranialis, -is, -e	-is	kopf-/ schädelwärts gelegen	*cranium = der Schädel*
caudalis, -is, -e	-is	schwanz-/ steißwärts gelegen	*cauda = der Schwanz, Schweif*

[2] Grundwort im Maskulinum, -Endung im Femininum, -Endung im Neutrum (diese werden an den „Wortstamm" angehängt; zur Erklärung siehe Deklination der Substantive und der Adjektive).
[3] Die **Genitiv Singular Endung** ist für alle drei Geschlechter **gleich** (siehe Deklinationen).

proximalis, -is, -e	-is	rumpfnah gelegen	*im Englischen auch: proxy und approximately*
distalis, -is, -e	-is	rumpffern gelegen	*Distanz*
frontalis, -is, -e	-is	zur Stirn hin gelegen	*Front = vordere Linie – frontal = an der vorderen (Stirn-) Seite gelegen – Frontalzusammenstoß*
occipitalis, -is, -e	-is	zum Hinterkopf hin gelegen	*Os occipitale = das Hinterhauptsbein* *okzipital*
rostralis, -is, -e	-is	zum „Schnabel“, Mund hin gelegen	*rostral*
ventralis, -is, -e	-is	zum Bauch hin gelegen	*venter = der Bauch*
dorsalis, -is, -e	-is	zum Rücken / Hand- oder Fußrücken hin gelegen	*dorsum, -i, n. = der Rücken*
palmaris, -is, -e	-is	zur Handfläche hin gelegen	*Musculus palmaris = der Hohlhandmuskel*
plantaris, -is, -e	-is	zur Fußsohle hin gelegen	*Plantarflexion = Abwärtsbeugung des Fußes*
radialis, -is, -e	-is	1. speichenwärts gelegen 2. strahlenförmig	*1. Arteria radialis* *2. Radiologie*
ulnaris, -is, -e	-is	ellenwärts gelegen	*Arteria ulnaris*
lateralis, -is, -e	-is	seitlich gelegen	*ipsilateralis, -is, -e = auf die gleiche Seite bezogen, auf der gleichen Seite liegend.* *contralateralis, -is, -e = auf die gegenüberliegende Seite bezogen, … liegend*
medialis, -is, -e	-is	zur Mitte hin gelegen	*medial*

parietalis, -is, -e	-is	zur Wand hin gelegen	*parietal*
visceralis, -is, -e	-is	zu den Eingeweiden hin gelegen	*von viscera, -erum, n. = Eingeweide*
superficialis, -is, -e	-is	oberflächlich gelegen	*M. flexor digitorum superficialis = der oberflächliche Fingerbeuger*
sagittalis, -is, -e	-is	in „Pfeilrichtung" gelegen	*sagitta, -ae, f. = der Pfeil*

Vokabel[4]	Gen. sg.[5]	Übersetzung	***Erläuterung / Eselsbrücken***
dexter, -tra, -trum	-i, -ae, -i	rechts	*Dextrose = Glucose = rechtsdrehender Traubenzucker*
sinister, -tra, -trum	-i, -ae, -i	links	*eine „linke" (= sinistre) Person*
medianus, -a, -um	-i, -ae, -i	genau in der Mittellinie liegend	*Linea mediana = die „Mediosternallinie" über der Mitte des Brustbeines*
(inter) medius, -a, -um	-i, -ae, -i	in der Mitte (von dreien) liegend, mittlerer	*Musculus vastus intermedius = der mittlere breite Muskel*
internus, -a, -um	-i, -ae, -i	innen gelegen	*Musculus obliquus internus abdominis = der innere schräge Bauchmuskel*
externus, -a, -um	-i, -ae, -i	außen gelegen	*Musculus obliquus externus abdominis = der äußere schräge Bauchmuskel*
profundus, -a, -um	-i, -ae, -i	in der Tiefe gelegen	*Nervus fibularis profundus = der in der Tiefe liegende Wadenbeinnerv* *profundes Wissen – tiefes Wissen*

[4] Grundwort im Maskulinum, -Endung im Femininum, -Endung im Neutrum.
[5] Die **Genitiv Singular Endung** ist für die drei Geschlechter **unterschiedlich** (siehe Deklinationen).

Grundbausteine der Terminologie

Lernziele
Sie sollen die grammatischen Grundbausteine der medizinischen Terminologie kennen lernen. Sie sollen in der Lage sein, die Lerninhalte der folgenden Kapitel diesen Grundbausteinen richtig zuzuordnen.

Die meisten Bezeichnungen in der medizinischen Terminologie sind aus wechselnden Kombinationen folgender Bausteine zusammengesetzt. Wenn man diese Strukturen beherrscht und sich bei jedem Begriff diese möglichen Bausteine vor Augen führt, erleichtert dies das Verstehen der Termini und der zugehörigen richtigen Grammatik.

Grundbausteine

Übersicht über die wichtigsten Bausteine der medizinischen Terminologie

1. Elemente

Substantive ***Adjektive*** ***Präfixe*** ***Suffixe***

2. Kombinationen

Attributkombinationen

Substantiv + Substantiv (im Genitiv) → ***Genitivattribut*** spezifiziert Substantiv
Substantiv + Adjektiv → ***Adjektivattribut*** spezifiziert Substantiv

Präfix- und Suffixkombinationen

Substantiv + (Substantiv-)Suffix → ***Nachsilbe*** spezifiziert Substantiv
Substantiv + (Adjektiv-)Suffix → ***Nachsilbe*** *verwandelt* Substantiv in Adjektiv
Präfix + Substantiv → ***Vorsilbe*** spezifiziert Substantiv
Präfix + Adjektiv → ***Vorsilbe*** spezifiziert Adjektiv

3. Komposita

Präfix + n Substantive + (Substantiv-)Suffix → zusammengesetztes Substantiv
Präfix + n Substantive + (Adjektiv-)Suffix → zusammengesetztes Adjektiv

Elemente, Kombinationen und Komposita

Substantive

Substantive sind Hauptworte, die ein Objekt bezeichnen. Sie bilden den wichtigsten Grundbaustein der Terminologie:
z. B. Nervus – der Nerv.
Substantive werden durch Attribute näher und genauer spezifiziert. Wie im Deutschen werden Substantive im Lateinischen dekliniert. So können Substantive selber zu Attributen eines anderen Substantivs werden (Genitivattribut).

Diminutive

Verkleinerungsformen von Substantiven, die mit Hilfe von (Substantiv-) Suffixen gebildet werden. Sie entsprechen dem deutschen „-chen“ oder „-lein":
z.B. saccus – sacculus (Sack – Säckchen).

Adjektive

Adjektive sind Eigenschaftsworte, die die Beschaffenheit oder Beziehung eines Dinges, einer Sache, eines Vorganges oder Zustandes etc. beschreiben.

Komparative, Superlative

Steigerungsformen von Adjektiven,
z.B. von longus (lang): Komparativ – longior (der längere), Superlativ: longissimus (der längste)

Präfixe, Suffixe

Vor- und Nachsilben, die Substantiven eine besondere Bedeutung geben:
z.B.
Suffix „-itis“ steht für „Entzündung“ (Gastritis = Magenentzündung),
Präfix „Peri-“ steht für „um ... herum“ (Perikardium = Herzbeutel, „um das Herz herum“).

Adjektivsuffixe

Nachsilben, mit denen Substantive in Adjektive verwandelt werden, z.B. Os pisi**forme** – der erbsenförmige Knochen (pisum = Erbse).

Attributkombinationen

Unter einem Attribut versteht man die Zuordnung eines bestimmten Merkmals zu einem Objekt. Ein Attribut beschreibt und definiert ein konkretes Objekt. In der medizinischen Terminologie sind das Genitivattribut und das Adjektivattribut von besonderer Wichtigkeit.

Genitivattribute
bezeichnen meistens eine Zugehörigkeit oder Lage eines Objektes genauer:
z.B. Arteria cerebri – die Arterie des Gehirns (und eben nicht die des Magens).

Adjektivattribute
schmücken als beigeordnete Eigenschaftsworte Begriffe weiter aus oder spezifizieren sie:
Z.B. Arteria transversa – die quer verlaufende Arterie

Komposita
Aus mehreren Substantiven zusammengesetzte Wörter, die zusätzlich noch ein Adjektiv- oder Substantivsuffix tragen **können**:

z.B.
Articulatio talocalcaneonavicularis –
Gelenk zwischen Talus, Calcaneus und Os naviculare (Sprung-, Fersen- und Kahnbein)

Peri-kard-itis – Herzbeutelentzündung

Hinweis: Es kommt nur darauf an, die Wortstämme zu lernen und identifizieren zu können!

TIPP!
Sofort mit dem Lernen der Vokabeln beginnen, falls noch nicht geschehen!

Übungen Lage- und Richtungsbezeichnungen

Übung 2.1 Die folgende Liste enthält Adjektive, die eine Lage bezeichnen. Kombinieren Sie jeweils zwei dieser Lagebezeichnungen so, dass sich die Namen der vier mit Nummern gekennzeichneten „Spinae" des Hüftbeines, gemäß ihrer anatomischen Lage, ergeben. Die Abbildung zeigt den rechten Hüftknochen von medial:

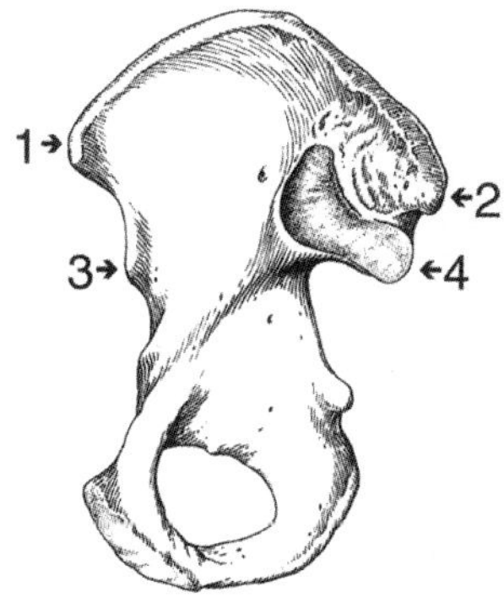

Lagebezeichnungen:

anterior,-ius	posterior,-ius
superior,-ius	inferior,-ius

1. Spina iliaca ....superior....................
2. Spina iliaca ....posterior....................
3. Spina iliaca ....inferior....................
4. Spina iliaca ....anterior....................

Übung 2.2 In der folgenden Abbildung sind Knochen / Knochenteile der rechten Hand durch Nummern gekennzeichnet. Ordnen Sie die Nummern den anatomischen Bezeichnungen der Liste 1 entsprechend der Lage der Knochen / Knochenteile zu:

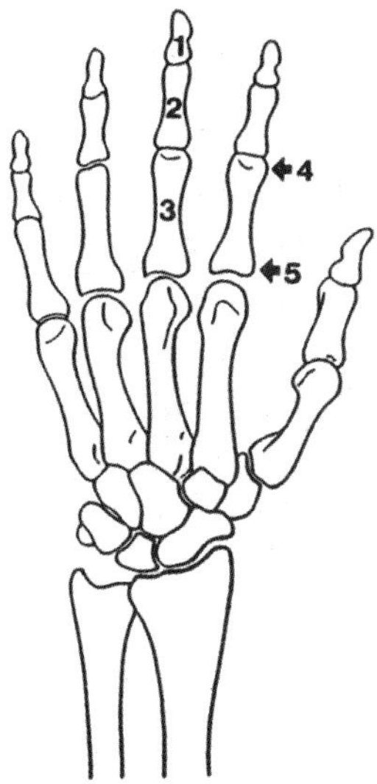

Liste 1

Phalanx proximalis ......3..............

Phalanx media ....2..............

Phalanx distalis ....1..............

Basis phalangis ....5..............

Caput phalangis ....4..............
(Caput = Kopf, Vokabeln 5)

Übung 2.3 Die folgende Abbildung zeigt die rechte Lunge in der Ansicht von der Seite. Die Lungenlappen und deren Segmente sind durch Nummern markiert. Ordnen Sie die Nummern den anatomischen Bezeichnungen – entsprechend der Lage der markierten Strukturen – zu:

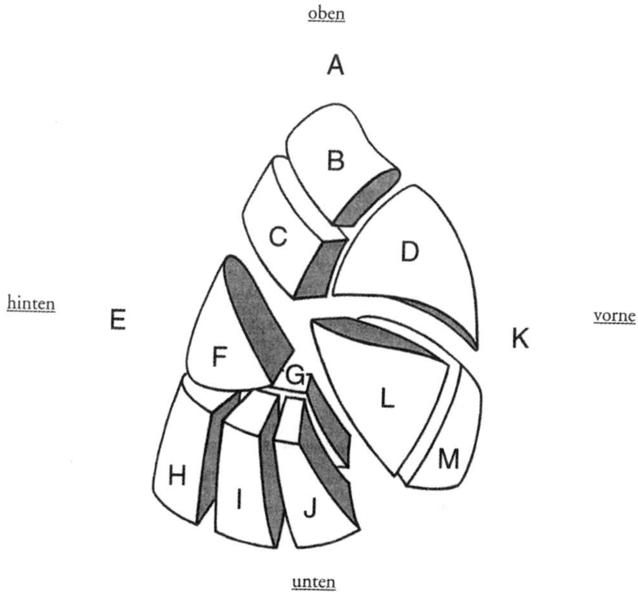

Lobus superior ....A....

Segmentum apicale ....B....

Segmentum posterius ....C....

Segmentum anterius ....D....

Lobus medius ....K....

Segmentum laterale ....M....

Segmentum mediale ....L....

Lobus inferior ....E....

Segmentum superius ....F....

Segmentum basale mediale ....I....

Segmentum basale anterius ....J....

Segmentum basale posterius ....H....

Segmentum basale laterale ....G....

Übung 2.4 Bilden Sie aus den folgenden Lagebezeichnungen Paare, die jeweils gegenteilige Lagen oder Richtungen bezeichnen (z.B. anterior – posterior).

~~caudalis~~ – ~~cranialis~~ – ~~dorsalis~~ – ~~externus~~ – ~~inferior~~ – internus– parietalis – ~~profundus~~ – radialis – ~~superficialis~~ – superior – ~~ulnaris~~ – ~~ventralis~~ – ~~visceralis~~

1. caudalis - cranialis 2. dorsalis - ventralis

3. externus - internus 4. inferior - superior

5. parietalis - visceralis 6. profundus - superficialis

7. radialis - ulnaris

Übungen Grundbausteine

Übung 2.5 Bilden Sie die deutschen Diminutive zu den folgenden Begriffen:

1. Knochen ....Knöchelchen....
2. Arm ....Ärmchen....
3. Muskel ....Muskelchen....

Übung 2.6 Kombinieren Sie die folgenden Substantive so, dass jeweils eine durch ein Genitivattribut näher bezeichnete (sinnvolle) anatomische Struktur benannt wird, z.B. Arterie – Gehirn: die Arterie des Gehirns.

1. Band - Gelenk ....das Band des Gelenks....
2. Knie - Meniskus ....der Meniskus des Knies....
3. Lappen - Lunge ....der Lappen der Lunge....
4. Arterie - Herz ....die Arterie des Herzens....
5. Arteria - Cor ....die Arterie des Herzens....
6. Arcus - Aorta ....der Bogen der Aorta....

Übung 2.7. Identifizieren Sie im folgenden Text aus einem medizinischen Lehrbuch die vorkommenden Grundbausteine der medizinischen Fachsprache. Diskutieren Sie im Kurs Begriffe, die eventuell Kriterien für die Zuordnung zu mehreren „Bausteingruppen" erfüllen.

„Bypasschirurgie"
Direkte Überbrückung von Koronarstenosen mit autologen venösen oder arteriellen Gefäßen (Grafts). Dieser direkten Koronarrevaskularisierung wird der Vorzug gegeben vor indirekten Verfahren zur Myokardrevaskularisierung. Solche indirekten Verfahren sind zum Beispiel die Vineberg-Operation, bei der die A. und V. thoracica interna in die Vorder- bzw. Seitenwand des Herzens eingenäht werden, und die transmyokardiale Laserrevaskularisierung, bei der mittels Laser kleine Kanäle im Myokard erzeugt werden (am offenen Herzen), die als Blutgefäßersatz dienen können."
Schumpelick, V., Bleese, N., Mommsen, U. (Hrsg.): „Kurzlehrbuch Chirurgie", 6. Auflage, Stuttgart 2004, S. 424f.

1. Genitivattribute ....

....

2. Komposita ....

....

3. Adjektivattribute ....

....

4. Andere ....

....

3. Deklination (Beugung) der Substantive und Diminutive

Lernziele
Sie sollen Nominativ und Genitiv Singular und Plural der wichtigsten Substantive richtig erkennen und bilden können.

Wie auch im Deutschen unterscheidet man bei lateinischen Substantiven Fall (Kasus), Anzahl (Numerus) und Geschlecht (Genus).

Bei den Kasus werden wir uns auf den Nominativ (auf die Frage: wer? was?) und den Genitiv (auf die Frage: wessen?) beschränken.

Andere Kasus kommen in der medizinischen Fachsprache nur vereinzelt vor: neben dem Dativ (wem?) und Akkusativ (wen?) auch der Ablativ (womit? wodurch?), der im Deutschen nicht als Fall mit eigener Flexionsendung existiert.

Beispiel
Eine bestimmte Knochenbruchbezeichnung lautet:

Dislocatio ad longitudinem cum contractione.

Gemeint ist eine Verschiebung der Bruchenden in Längsrichtung, die mit einer Verkürzung einhergeht. Die Präposition „ad" verlangt hierbei den Akkusativ (longitudinem - Nom. longitudo), die Präposition „cum" den Ablativ (contractione - Nom. contractio). Ausdrücke dieser Art kommen jedoch so selten vor, dass das Erlernen der für die Beherrschung der übrigen Kasus notwendigen Regeln einen unangemessenen Aufwand bedeutet. Ausdrücke, in welchen andere Fälle als der Nominativ und Genitiv auftreten, sollten daher einfach als Redewendungen gelernt werden.

Beim Numerus gilt es, Einzahl (Singular = Sg.) und Mehrzahl (Plural = Pl.) zu unterscheiden.

Beim Genus sind das männliche (masculinum = m.) und weibliche (femininum = f.) Geschlecht sowie das sächliche, das weder männlich noch weiblich ist (neutrum = n.), voneinander zu unterscheiden.

Im Deutschen werden Kasus, Numerus und Genus ausgedrückt, indem die Wortendung verändert und der Artikel hinzugefügt wird, z.B.

das Auge	**(Nom. Sg. n.)**	**die Augen**	**(Nom. Pl. n.)**
des Auges	**(Gen. Sg. n.)**	**der Augen**	**(Gen. Pl. n.)**

Das Lateinische verfügt jedoch nicht über Artikel, muss also Kasus, Numerus und Genus allein durch die Veränderung der Wortendung kenntlich machen, der Flexionsendung, die an den Wortstamm angehängt wird. Der Wortstamm bestimmt die Bedeutung eines Wortes, die Endung seine grammatische Funktion. Dem deutschen Beispiel entsprechend heißt es lateinisch:

oculus	(Nom. Sg. m.)	oculi	(Nom. Pl. m.)
oculi	(Gen. Sg. m.)	oculorum	(Gen. Pl. m.)

Man beachte, dass auch im Lateinischen die Endungen nicht immer eindeutig sind und das Geschlecht nicht immer mit dem Deutschen übereinstimmt:

oculi:	Gen. Sg. oder Nom. Pl.,
oculus:	lat. masculinum, dt. neutrum (das Auge)

Es ist auch nicht immer möglich, das Geschlecht aus der Endung zu erkennen, z.B. endet crus (Unterschenkel) wie oculus, ist jedoch neutrum. **Da aber das Geschlecht bekannt sein muss, wenn wir einem Substantiv ein Eigenschaftswort hinzufügen wollen – dieses muss mit seinem Beziehungswort in Kasus, Numerus und Genus übereinstimmen – ist es wichtig, sich von Anfang an beim Vokabellernen das Geschlecht einzuprägen.** Es gibt jedoch einige an der Deklination orientierte Faustregeln.

DIE DEKLINATIONEN

Die Substantive werden nach fünf verschiedenen Schemata dekliniert. Bezeichnet sind die Deklinationen nach dem Stammauslaut im Gen. Pl.:

	Beispiel	Gen. Pl.
1. oder a-Deklination	costa	cost-***a***-rum
2. oder o-Deklination	oculus	ocul-***o***-rum
3. oder konsonantische	tendo	tendi-***n***-um
und i-Deklination	febris	febr-***i***-um
4. oder u-Deklination	manus	man-***u***-um
5. oder e-Deklination	facies	faci-***e***-rum

Für den Kurs relevant sind die a-, o- und die konsonantische Deklination.

Die 1. oder a-Deklination

Deklinationsschema der a-Deklination (fast alle Wörter dieser Deklination sind weiblichen Geschlechts):

	Singular	Plural
Nominativ	-a	-ae (Aussprache: ä)
Genitiv	-ae (Aussprache: ä)	-arum (Aussprache: ārum)

Beispiele

costa, ae f., die Rippe

	Sg.	Pl.
Nom.	cost-a die Rippe	cost-ae die Rippen
Gen.	cost-ae der Rippe	cost-arum der Rippen

Den Wortstamm erkennt man, indem man vom Gen. Sg. die Flexionsendung abstreicht, in unserem Bsp. **cost-~~ae~~**. Der Stamm[6] ist **cost-**. An ihn werden nicht nur Flexionsendungen angehängt, sondern z.B. auch Silben, die aus einem Substantiv ein Adjektiv machen (s. S. 55).

Es sind also zu jeder Vokabel nicht nur die Bedeutung und das Geschlecht zu lernen, sondern auch immer der **Gen. Sg.**, zumal es dadurch ermöglicht wird, das passende Deklinationsschema zu erkennen.

TIPP!

Die Vokabellisten in diesem Buch sind so aufgebaut, dass zuerst der Nominativ aufgeführt wird (costa), dann, durch ein Komma abgetrennt, die Genitivendung (ae). Falls der Stamm schwer zu erkennen ist, wird auch das ganze Wort im Genitiv genannt. Darauf folgt abgekürzt das Geschlecht (hier f.), schließlich die deutsche Bedeutung.

[6] Eigentlich handelt es sich hier um den in allen Kasus unveränderlichen Wortteil, den Wortstock, der nur scheinbar den Stamm darstellt. Aus Gründen der Vereinfachung wird im Skriptum auch der Wortstock als Stamm bezeichnet.

Die 2. oder o-Deklination

Ihr gehören fast nur Wörter männlichen und sächlichen Geschlechts an. Maskulina und Neutra unterscheiden sich geringfügig im Deklinationsschema. Nom. Sg. und Plural sind verschieden. Die Maskulina enden im Nom. Sg. auf -us und im Plural auf -i, die Neutra im Nom. Sg. auf -um bzw. im Plural auf -a. Neutra, gleich welcher Deklination sie angehören, lauten im Nom. Pl. immer auf -a aus.

Deklinationsschema der o-Deklination:

	Singular		**Plural**	
	m.	**n.**	**m.**	**n.**
Nominativ	-us	-um	-i	-a
Genitiv	-i		-orum (Aussprache: ōrum)	

Beispiele

	Sg.	Pl.
Nom.	muscul-us der Muskel	muscul-i die Muskeln
Gen.	muscul-i des Muskels	muscul-orum der Muskeln
Nom.	ligament-um das Band	ligament-a die Bänder
Gen.	ligament-i des Bandes	ligament-orum der Bänder

Die 3. Deklination

Genusregeln, konsonantische Stämme
Die schwierigste Deklination ist zweifellos die dritte. In ihr sind zwei Deklinationen vereinigt, die nur geringfügig voneinander abweichen, die konsonantische (vgl. S. 41) und die i-Deklination (vgl. S. 42). Teilweise haben sich Mischformen herausgebildet, die Merkmale von beiden ursprünglichen Deklinationen aufweisen.

Faustregeln für die Genuszuordnung in der lateinischen Sprache

TIPP!

Maskulina sind die meisten Substantive, die auf -or, -er, oder -en (außer denen auf -men) enden, sowie die ungleichsilbigen auf -es (die Silbenzahl des Wortes ist in Nom. Sg. und Gen. Sg. verschieden).

Feminina sind die meisten Substantive, die auf -o, -x, as oder -is, -idis enden, sowie die gleichsilbigen auf -es (die Silbenzahl des Wortes ist in Nom. Sg. und Gen. Sg. gleich).

Neutra sind die meisten Substantive, die auf -men, -ur, -us, -ma, -e, -al oder -ar enden.

Die konsonantischen Stämme:
Der Wortstamm, der auf einen Konsonanten auslautet, ist nicht aus dem Nominativ zu ersehen. Man erhält ihn durch Abstreichen des -is im Gen. Sg.; der Gen. Sg. muss also vor allem bei der dritten Deklination unbedingt mitgelernt werden.

Deklinationsschema der konsonantischen Stämme:

	Singular	**Plural**	
	m. + f. + n.	**m. + f.**	**n.**
Nominativ	verschieden	-es (Aussprache: ēs)	-a
Genitiv	-is	-um	

Da die Endungen im Nom. Sg. sehr verschieden sind, ist es nicht ohne weiteres möglich, das Geschlecht eines Wortes aus seiner Nominativendung zu erkennen. Zwar gibt es eine Reihe von Regeln, die oben vereinfacht wiedergegeben wurden, gleichzeitig bestehen aber zahlreiche Ausnahmen, von denen hier nur die für die medizinische Terminologie bedeutsamen aufgeführt werden. Für Studenten ohne Lateinvorkenntnisse dürfte es leichter sein, sich jeweils beim Vokabellernen unmittelbar das Geschlecht mit einzuprägen.

Weitere Deklinationen und Ausnahmen

Für Einserkandidaten!

3. Deklination Fortsetzung: i-Stämme, Mischformen

Deklinationsschema der i-Stämme

	Singular		**Plural**	
	m. + f.	**n.**	**m. + f.**	**n.**
Nominativ	-is, (-es)	verschieden	-es (Aussprache: ēs)	**-ia**
Genitiv	-is		**-ium**	

Merke: Sämtliche Wörter der i-Stämme bilden den Gen. Pl. auf -ium; die Neutra enden im Nom. Pl. auf -ia.

1. Nach diesem Schema werden die gleichsilbigen Wörter auf -is und -es sowie die Neutra auf -e, -al und -ar gebeugt.

Beispiel

auris, auris, f.	Ohr
pubes, pubis, f.	Schambehaarung
animal, animalis, n.	Tier, Lebewesen

2. Wörter, deren Wortstamm auf zwei Konsonanten auslautet, folgen dem Schema nur teilweise: sie bilden zwar den Gen. Pl. auf -ium (also gemäß dem Schema der i-Stämme), den Nom. Pl. n. aber auf -a (also wie die Wörter der konsonantischen Dekl.). Sie werden deshalb als gemischte Wortgruppe bezeichnet.

Beispiel

cor, cordis, n.	Herz	corda – cordium
pons, pontis, m.	Brücke	pontes – pontium
os, ossis, n.	Knochen	ossa – ossium

4. oder u-Deklination

Für Einserkandidaten!

Viele Substantive enden auf -us und sind auch Maskulina, folgen jedoch nicht der o-Deklination, sondern einem anderen Schema, der u-Deklination:

	Singular	**Plural**
Nominativ	-us	-us (Aussprache: ūs)
Genitiv	-us (Aussprache: ūs)	-uum (Aussprache: ūum)

Beispiel

	Sg.	Pl.
Nom.	arc-us der Bogen	arc-us die Bögen
Gen.	arc-us des Bogens	arc-uum der Bögen

Bei dieser Deklination ist die Gefahr der Verwechslung besonders groß, weil Nom. Sg. und Pl. sowie Gen. Sg. gleich geschrieben werden. Bei der Aussprache wird eine Unterscheidung getroffen, indem das „u“ im Gen. Sg. und Nom. Pl. länger gesprochen wird als im Nom. Sg.

Ausnahmen von der Regel, dass Worte der u-Deklination männlich sind:

manus, -us, f. die Hand

Die linke Hand heißt also „Manus sinistr**a**“

cornu, -us, n. das Horn
genu, -us, n. das Knie

Hier endet der Nominativ Plural abweichend auf -ua.

5. oder e-Deklination

Für Einserkandidaten!

Die e-Deklination enthält Wörter, die auf –es enden und sämtlich Feminina sind.

	Singular	**Plural**
Nominativ	-es	-es (Aussprache: ēs)
Genitiv	-ei (Aussprache: ĕi)	-erum (Aussprache: ērum)

Beispiel

	Sg.	Pl.
Nom.	faci-es das Gesicht	faci-es die Gesichter
Gen.	faci-ei des Gesichts	faci-erum der Gesichter

Ausnahmen: a- und o- Deklination

Für Einserkandidaten!

Eine Reihe von Vokabeln der a- und o- Deklination folgt nicht streng den bisher besprochenen Regeln. Bei den Substantiven sind es vor allem aus dem Griechischen stammende Fremdwörter, die einige Eigenheiten ihrer ursprünglichen griechischen Deklination beibehalten haben.
So gibt es Maskulina, die zur a-Deklination gerechnet werden. Sie enden im Nom. Sg. auf -as oder -es. In den anderen Fällen stimmen die Endungen mit der normalen a-Deklination überein:

psoas, -ae, m.	**Lenden (-muskel)**
ascites, -ae, m.	**Bauchwassersucht (= Aszites)**
diabetes, -ae, m.	**Harnruhr (z.B. Diabetes mellitus (honigsüß): Zuckerharnruhr, Zuckerkrankheit)**

Einige Feminina enden im Nom. Sg. auf -e, im Gen. Sg. auf -es. Im Plural bleibt es bei den Endungen -ae und -arum:

acne, -es, f.	**Akne**
arachne, -es, f.	**Spinne**
perone, -es, f.	**Wadenbein**
phlegmone, -es, f.	**Entzündung (eitrige)**

raphe, -es, f.	**Nahtlinie, Verwachsungslinie an Weichteilen**
tome, -es, f.	**Schnitt**

Einige griechische Fremdwörter, die zur o-Deklination gehören, behalten im Nom. Sg. ihre ursprüngliche griechische Endung bei. Die weiteren Endungen werden regelmäßig gebildet. Es kommen vor:

Maskulina auf -os

colpos, -i, m.	**Bucht, Scheide**
nephros, -i, m.	**Niere**
proctos, -i, m.	**After, Mastdarm**

Neutra auf -on (Achtung: Nom. Pl.: -a)

acromion, -i, n.	**Schulterhöhe**
amnion, -i, n.	**Schafshaut, Embryonalhülle**
axon, -i, n.	**Achsenzylinder**
colon, -i, n.	**Grimmdarm**
encephalon, -i, n.	**Gehirn**
neuron, -i, n.	**Nerv, Nervenzelle**
pharmacon, -i, n.	**Arzneimittel**

Diminutive (= Deminutive)

Es gibt eine Reihe von Substantivsuffixen, die wie die deutschen Nachsilben -chen oder -lein eine Verkleinerung ausdrücken. Wie alle anderen Suffixe werden sie an den Wortstamm angehängt; z.B. wird aus „arteria“ durch Anhängen von -ola „arteriola“, die kleine Arterie.

Die wichtigsten Diminutive für Substantive aller Deklinationen sind:

m.	**f.**	**n.**
-ellus, i	-ella, ae	-ellum, i
-illus, i	-illa, ae	-illum, i
-olus, i	-ola, ae	-olum, i
-ulus, i	-ula, ae	-ulum, i
-culus, i	-cula, ae	-culum, i

Beispiele

m.	**f.**	**n.**
venter, ventris (Bauch, Leib)	pars, partis (Teil)	cerebrum, -i (Gehirn)
ventri**culus, -i** (kleiner Bauch, Magen)	parti**cula, -ae** (Teilchen)	cereb**ellum, -i** (Kleinhirn)

Das **abgeleitete Wort** hat in der Regel **dasselbe Geschlecht** wie das ursprüngliche Wort.
Manchmal wird das abgeleitete Wort in etwas anderer Bedeutung gebraucht (z.B. glans / glandula). Nicht immer wird das ursprüngliche Wort in der medizinischen Fachsprache verwendet.

Besonderheiten der Diminutivbildung:
Einige Termini aus der Gruppe der Diminutive, die in der Anatomie bzw. Klinik verwendet werden, leiten sich von Wörtern ab, die in der medizinischen Fachsprache nur selten oder gar nicht auftreten. Bei einigen Ausdrücken ist die Ableitung überhaupt unklar. Fachwörter aus diesen beiden Gruppen können aus dem Grundvokabular nicht unbedingt abgeleitet werden. Sie müssen deshalb als eigenständige Vokabeln gelernt werden (siehe Vokabelliste).

TIPP!

Übungen Deklinationen - Diminutive

Übung 3.1 Bestimmen Sie die Form und übersetzen Sie (z.B. arteria – Nom. Sg. f.; die Schlagader). Beachten Sie, dass manchmal zwei Möglichkeiten bestehen!

urethrae f. gen pl oder nom. sg. -> Gebährmutter

porta f. nom. sg. -> Türe

aortae f. gen pl. oder nom sg -> Hauptschlagader

arteriarum f. gen. pl -> Schlagader (der Schlagadern)

maxilla f. nom. sg. -> Oberkiefer

pleurae f. nom pl oder gen. sg. -> Brusthöhle

coxa f. nom sg. -> Rippe

Übung 3.2 Benennen Sie die mit Nummern gekennzeichneten Knochen und bilden Sie den Genitiv Singular:

1. Mandibula / Mandibulae
2. ....
3. Radius / Radii
4. Ulna / Ulnae
5. Vertebra / Vertebrae

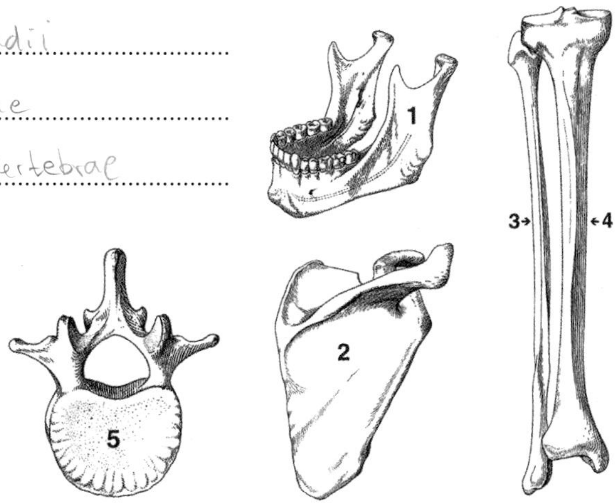

Übung 3.3 Bestimmen Sie die Form und übersetzen Sie. Beachten Sie, dass manchmal zwei Möglichkeiten bestehen:

umbilicus ....m. nom. sg. → Nabel........

pylori ....m. nom. pl. oder gen. sg. → Magenausgang........

tuborum ....n. gen. pl. → Höcker / Buckel........

oesophagi ....m. nom. pl. oder gen. sg. → Speiseröhre........

Übung 3.4 Bestimmen Sie die Form und übersetzen Sie:

recti ....n. gen. sg. → Mastdarm / Rektum........

ischium ....n. nom. sg. → Gesäß / Hüfte........

jejuni ....n. gen. sg. → Leerdarm........

omenta ....n. nom. pl. → Netz........

scrotum ....n. nom. sg. → Hoden........

Übung 3.5 Benennen Sie die durch Nummern gekennzeichneten Knochen:

1. ....Tarsus....

2. ....Radius....

3. ....Ulna....

4. ....Femur ?....

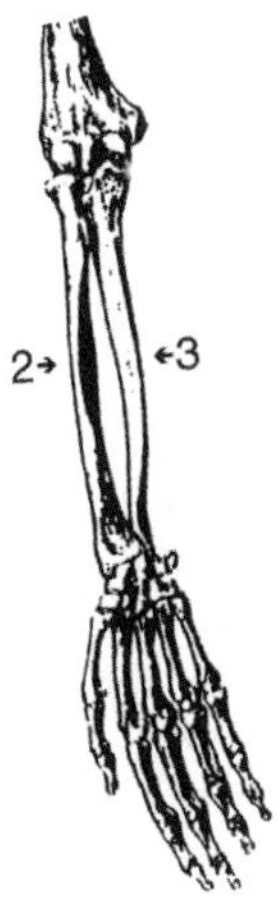

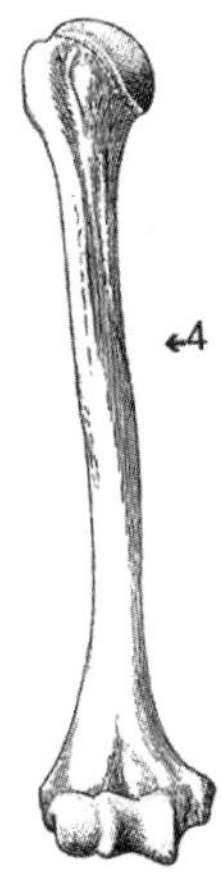

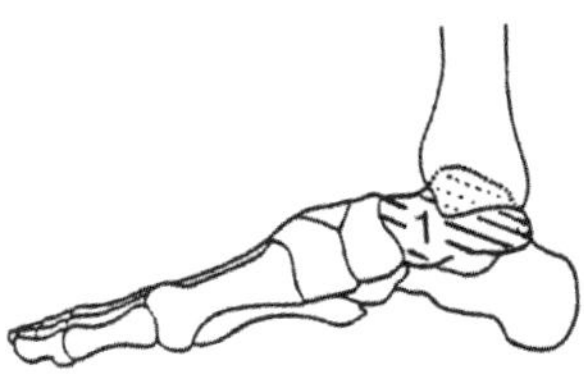

Übung 3.6 Übersetzen Sie; geben Sie die nicht verkleinerte Form an:

Diminutiv	Übersetzung
anulus, -i, m.	Ring
anus	
bronchiolus, -i, m.	Ast der Luftröhre
bronchus	
ductulus, -i, m.	Gang
ductus	
glomerulum, -i, n. (auch: glomerulus, -i, m.)	Knoten
glomus	
lobulus, -i, m.	Lappen
lobus	
reticulum, -i, n.	Netz
rete	
tuberculum, -i, n.	Höcker / Buckel
tuber	
valvula, -ae, f.	Klappe
valva	
testiculus, -i, m.	Hoden
testes	

4. Attribute

Das Genitivattribut

Lernziele
Sie sollen in der Lage sein, Objekte mit Hilfe von Genitivattributen genauer zu benennen. Dafür benötigen Sie die Kenntnis der Deklinationsschemata.

Zahlreiche medizinische Termini werden mit Hilfe des Genitivattributes gebildet. Ein Substantiv im Genitiv bestimmt dabei ein Substantiv im Nominativ genauer. Das Substantiv im Genitiv antwortet in der Regel auf die Frage „Wessen?“. Das Genitivattribut steht in der Regel hinter seinem Bezugswort.

Beispiel

Valva aortae – die Klappe der Aorta (Hauptschlagader), Aortenklappe

(Wessen Klappe? – Nicht irgendeine Klappe, sondern genau die der Aorta)

Das Bezugswort (Valva) steht hier im Nominativ, es folgt das Attribut (aortae) im Genitiv. In der deutschen Übersetzung ist dieses Abhängigkeitsverhältnis meistens nicht mehr erkennbar, weil bevorzugt zusammengesetzte Wörter (Komposita) gebildet werden, in diesem Beispiel „Aortenklappe“. Beide Übersetzungen „die Klappe der Aorta“ und „Aortenklappe“ sind richtig.

TIPP!

Oft hilft es, sich die „kompliziertere“ Version klarzumachen, um so das Genitivattribut richtig zu erkennen, wenn man sich der lateinischen Grammatik nicht 100-prozentig sicher ist.

Beachte!!!
Der lateinische (wie auch der deutsche) Genitiv kann unterschiedliche Beziehungen oder Verhältnisse ausdrücken. So kann das Genitivattribut u.a.

(a) einen Teil eines anatomischen Begriffs anzeigen,
z.B. Corpus humeri – der Körper des Oberarmknochens

(b) eine Zugehörigkeit kennzeichnen
z.B. Arcus aortae – der Bogen der Aorta

(c) eine Lage, Muskel- und Bänderursprünge und -ansätze anzeigen,
z.B. Ligamentum patellae – das Band an der (der) Kniescheibe

(d) eine Beziehung ausdrücken,
z.B. M. levator palpebrae – der Hebemuskel des Augenlids

(e) eine Bestimmung bzw. einen Zweck anzeigen,
z.B. Lacuna musculorum – eine Lücke für die (der) Muskeln

Das heißt, dass die richtige Übersetzung eines Terminus mit Genitivattribut von den anatomischen oder physiologischen Gegebenheiten abhängt.

Beispiele

zu (a) *Besitzer*	Lacuna musculorum	die Lücke der (= in den) Muskeln (anatomisch falsch)
Zu (b) *Zugehörigkeit*	Lacuna musculorum	die Lücke für die Muskeln (anatomisch richtig)

Nicht immer besteht das Genitivattribut nur aus einem Wort. So kann ein Genitivattribut durch ein weiteres Genitivattribut näher bestimmt werden, das wiederum durch ein weiteres Genitivattribut bestimmt ist (usw.).

Beispiel

Ligamentum **colli** *costae* – Das Band **des Halses** *der Rippe*
(das Band des Rippenhalses)

Beliebig könnte man noch weitere Genitivattribute ergänzen, z.B.

... thoracis hominis – ... des Brustkorbes des Menschen.

Das Adjektivattribut

Lernziele
Sie sollen in der Lage sein, Objekte mit Hilfe von Adjektiven genauer zu benennen. Dafür benötigen Sie die Kenntnis der Deklinationsschemata und des Geschlechtes des genauer zu definierenden Substantivs.

Ein Substantiv kann durch ein Adjektiv (Eigenschaftswort) näher bestimmt werden. Zahlreiche medizinische Termini werden mit Hilfe von Adjektivattributen gebildet. Ebenso wie das Genitivattribut steht auch das Adjektivattribut **hinter** seinem Bezugswort.
Anders als das Genitivattribut muss das Adjektiv immer mit dem Substantiv, dem es zugeordnet ist, in **Kasus, Numerus und Genus** übereinstimmen. Auch Adjektive werden dekliniert, haben also unterschiedliche Endungen.

Im Unterschied zum Deutschen wird das Adjektiv in der Regel nachgestellt.

Selbstverständlich können auch mehrere Adjektive zu einem Substantiv treten. Auch diese müssen sich in Kasus, Numerus und Genus nach dem Bezugswort richten. Bei der Übersetzung ins Deutsche wird oft die Reihenfolge der Adjektive vertauscht:

Beispiel

Arteri**a** (Subst.) pudend**a** (1. Adjektiv) intern**a** (2. Adjektiv) –

die innere[7], zu den Schamteilen gehörende Arterie.

Adjektive werden entweder nach der a-/o-Deklination oder nach der 3. Deklination gebeugt.

1. Adjektive der a- und o-Deklination

Für Adjektive der a- und o-Deklination gilt das Schema der a-Deklination, wenn sie zu einem weiblichen, die Schemata der o-Deklination, wenn sie zu einem männlichen oder sächlichen Substantiv treten. Die Zugehörigkeit zu dieser Gruppe wird in den Vokabellisten durch Angabe der drei möglichen Endungen des Nom. Sg. gekennzeichnet:

Beispiel

transversus, -a, -um	quer verlaufend

[7] Vgl. Lage- und Richtungsbezeichnungen.

Wenn man bedenkt, dass das Adjektiv immer mit dem Substantiv, dem es zugeordnet ist, in **Kasus, Numerus und Genus** übereinstimmen muss, so heißt es z.B.:

Beispiel

Arteri**a** transvers**a**	– die quer verlaufende Arterie
Muscul**us** transvers**us**	– der quer verlaufende Muskel
Ligament**um** transvers**um**	– das quer verlaufende Band
Arteri**ae** transvers**ae**	– der quer verlaufenden Arterie
Muscul**i** transvers**i**	– des quer verlaufenden Muskels usw.

Ausnahmen bei den Adjektiven der a- und o-Deklination

Wie immer sind noch Ausnahmen bei den Adjektiven der a- und o-Deklination zu erwähnen. Einige wenige enden im Nom. Sg. m. auf -er, z.B. asper. Stellt man sich vor, es habe ursprünglich asper-us geheißen und das -us sei weggefallen, so erhält man wieder das übliche Schema.

asper, aspera, asperum	**rauh**
dexter, -t(e)ra, -t(e)rum	**rechts**
liber, libera, liberum	**frei**

(Das „e“ fällt fort:)

niger, nigra, nigrum	**schwarz**
ruber, rubra, rubrum	**rot**
sacer, sacra, sacrum	**groß, mächtig (klassisch: heilig)**
sinister, -tra, -trum	**links**

2. Adjektive der 3. Deklination

Für Adjektive der dritten Deklination gilt das Deklinationsschema der i-Stämme. Bei diesen Adjektiven sind, entsprechend der Zahl der Endungen im Nom.Sg., zwei Gruppen zu unterscheiden:

1. Adjektive mit je einer Endung für m., f. und n. (diese Adjektive sind in der medizinischen Fachsprache selten)

Beispiel

celer (m.), celeris (f.), celere (n.) schnell

Der Gen. Sg. lautet gemäß dem Deklinationsschema in unserem Bespiel für alle Geschlechter „celeris“, der Gen. Pl. „celerium“, der Nom. Pl. für m. und f. „celeres“, für n. „celeria“.

2. Adjektive mit zwei Endungen im Nom. Sg.,
z.B. brevis (m. u. f.), breve (n.):

Schema:

Singular			**Plural**	
m. + f.		**n.**	**m. + f.**	**n.**
Nominativ	brev**is**	brev**e**	brev**es**	brev**ia**
Genitiv	brev**is**		brev**ium**	

Merke: Die Adjektive der 3. Deklination bilden den **Gen. Pl.** auf **-ium**, die **Neutra** den **Nom. Pl.** auf **-ia!**

TIPP!

Zur Aufmunterung bei all der Grammatik
Auch Mark Twain hatte seine Probleme mit den deutschen Deklinationen. So schreibt er in seinem Aufsatz „The Awful German Language“:

"Now observe the Adjektiv. Here was a case where simplicity would have been an advantage; therefore, for no other reason, the inventor of this language complicated it all he could. When we wish to speak of our "good friend or friends" in our enlightened tongue we stick to the one form and have no trouble or hard feeling about it; but with the German tongue it is different. When a German gets his hands on an Adjektiv, he declines it, and keeps on declining it until the common sense is all declined out of it. It is as bad as Latin. He says for instance:
Singular
Nominative – Mein guter Freund, my good friend
Genitive – Meines guten Freundes, of my good friend
Dative – Meinem guten Freund – to my good friend
Accusative – Meinen guten Freund – my good friend
Plural
Nominative – Meine guten Freunde, my good friends
Genitive – Meiner guten Freunde, of my good friends
Dative – Meinen guten Freunden – to my good friends
Accusative – Meine guten Freunde – my good friends
Now let the candidate for the asylum try to memorize those variations, and see how soon he will be elected. One might better go without friends in Germany than take all this trouble about them."

Adjektivsuffixe

Lernziele
Sie sollen in der Lage sein, Adjektivsuffixe zu erkennen und richtig zu übersetzen. Ferner sollen Sie mittels verschiedener Adjektivsuffixe Substantive in Adjektive verwandeln können.

Mittels verschiedener Nachsilben (vgl. Tabelle S. 56) ist es möglich, ein Substantiv in ein Adjektiv zu verwandeln.

Beispiel

colon, -i, n., der Grimmdarm

Stamm: col-

Die Nachsilbe **-icus, a, um** drückt eine **Zugehörigkeit** aus. Sie wird an den Stamm angehängt:

Arteria col**ica**	die zum Grimmdarm gehörende Schlagader (Grimmdarmarterie)

Suffix	Beispiele / Adjektivbildung	*Beispiele / Fachausdrücke*
Zugehörigkeit, Lage		
-acus, a, um	cardiacus, a, um (cardia, -ae, f.)	*Ostium* ***cardiacum*** *- die zum Magenmund gehörende Öffnung, Magenmundöffnung*
-arius, a, um	coronarius, a, um (corona, ae f.)	*Arteria* ***coronaria*** *- die zum (Herz)kranz gehörende Schlagader*
-ēus, a, um (gr.)	tarseus, a, um (tarsus, i m.)	*Arteria* ***tarsea*** *- die zur Fußwurzel gehörende Schlagader, Fußwurzelarterie*
-icus, a, um (gr.)	pyloricus, a, um (pylorus, i m.)	*Antrum* ***pyloricum*** *- die zum Magenausgang gehörende Höhle*
-inus, a, um	uterinus, a, um (uterus, i m.)	*Arteria* ***uterina*** *- die zur Gebärmutter gehörende Schlagader, Gebärmutterarterie*
-alis, is, e [8]	lingualis, a, um (lingua, ae f.)	*Nervus* ***lingualis*** *- der zur Zunge gehörende Nerv*
-aris, is, e [8]	articularis, is, e (artus, -us, m. = Gelenk)	*Discus* ***articularis*** *- die zum Gelenk gehörende Scheibe, Zwischengelenksscheibe (z.B. Meniskus)*

[8] In der klinischen Fachsprache können -alis und -aris gelegentlich auch die Bedeutung „Formähnlichkeit“ haben.

Fülle -lentus, a, um	purulentus, a, um (pus, puris n.)	*Meningitis* ***purulenta*** *- die eiterreiche (eitrige) Hirnhautentzündung*
-osus, a, um	pulposus, a, um (pulpa, ae f.)	*Nucleus* ***pulposus*** *- der mit (weichem) Mark gefüllte Kern, Gallertkern*
Stoff- und Formähnlichkeit, Beschaffenheit -eus, a, um (lat.)	vitreus, a, um (vitrum i n., Glas)	*Corpus* ***vitreum*** *- der glasähnliche Körper, Glaskörper*
-formis, e	vermiformis, e	*Appendix* ***vermiformis*** *- wurmförmiges Anhangsgebilde, Wurmfortsatz*
-(o)ideus, a, um (gr.)	mastoideus, a, um (mastos (gr.) = (Brust-)Warze)	*Processus* ***mastoideus*** *- der (brust-)warzenähnliche Fortsatz, Warzenfortsatz*
Trägereigenschaft -fer(us), fera, ferum	lactiferus, a, um (**lac, lactis n.**, S. 136)	*Ductus* ***lactiferus*** *- der milchführende Gang, Milchgang*

versehen sein mit etwas		
-atus, a, um	hamatus, a, um (hamus, i. m)	*Os* ***hamatum*** *- der mit einem Haken versehene Knochen, Hakenbein*
Ergebnis eines Vorgangs[9], Ähnlichkeit		
-atus, a, um	obturatus, a, um (obturare)	*Foramen* ***obturatum*** *- die verstopfte Öffnung*
	lunatus, a, um (luna, ae. f.)	*Os* ***lunatum*** *- der (halb)mondförmige Knochen, Mondbein*
Fähigkeit, Möglichkeit[10]		
-ivus, a, um	incisivus, a, um (incidere)	*Dens* ***incisivus*** *- der zum Schneiden fähige Zahn, Schneidezahn*
-orius, a, um	obturatorius, a, um (obturare)	*Musculus* ***obturatorius*** *- der verstopfende Muskel*
-bilis, is, e	mobilis, is, e (movere)	*Ren mobilis* *- die bewegliche Niere, Wanderniere*

[9] Vielfach Verben, Partizip Perfekt.
[10] Vielfach Verben, Partizip Präsens.

Steigerung der Adjektive

Lernziele
Sie sollen Adjektive im Positiv (Grundstufe), Komparativ (1. Steigerungssstufe) und Superlativ (2. Steigerungsstufe) unterscheiden und richtig übersetzen können.

Der **Komparativ**, die erste Steigerungsstufe, wird **für alle Adjektive**, unabhängig von ihren ursprünglichen Deklinationsschemata, durch Ersatz der Endung des Gen. Sg. durch die Endung **-ior** (für Nom. Sg. m. und f.) bzw. **-ius** (für Nom. Sg. n.) gebildet.

Beispiel

Positiv
longus, -a, -um — brevis, -e
(Gen. Sg. long-**i, -ae, -i**) — (Gen. Sg. brev-**is**)

Komparativ
long-**ior** (m. + f.) — brev-**ior** (m. + f.)
long-**ius** (n.) — brev-**ius** (n.)

Deklination des Komparativs:

Singular			**Plural**	
m. + f.		**n.**	**m. + f.**	**n.**
Nominativ	long-**ior**	long-**ius**	long-iores	long-iora
Genitiv	long-ioris		long-ior**um**	

Die Deklination des Komparativs folgt der Deklination der konsonantischen Stämme der dritten Deklination, unterscheidet sich also von der der Grundformen der Adjektive. **Merke**: **Die Komparativendungen der Adjektive lauten für alle drei Genera im Gen. Plural -um, die Neutraendung lautet im Nom. Plural -a!**

Der **Superlativ**, die zweite Steigerungsstufe, wird durch Anhängen der Endung -issimus, -a, -um gebildet. Dekliniert wird nach der a- und o-Deklination.

Beispiel

long-issimus, a, um — der/die/das längste
brev-issimus, a, um — der/die/das kürzeste

Merke: Wichtige Ausnahmen
Einige Adjektive werden unregelmäßig gesteigert:

magnus	**groß**	**major, major, majus**	**maximus, -a, -um**
parvus	**klein**	**minor, minor, minus**	**minimus, -a, -um**
bonus	**gut**	**melior, melior, melius**	**optimus, -a, -um**
malus	**schlecht**	**pejor, pejor, pejus**	**pessimus, -a, -um**

Lage- und Richtungsbezeichnungen
Einige Komparative von Präpositionen spielen in der anatomischen Nomenklatur eine sehr wichtige Rolle als Lagebezeichnungen:

TIPP!

Beispiele (Siehe Kapitel 2, S. 24)

ante	vor
anterior, -ius	der vordere, weiter vorn gelegene
post	hinter, nach
posterior, -ius	der hintere, weiter hinten gelegene

Übungen Genitivattribut

Übung 4.1 Erläutern sie die Begriffe der Liste 1 mit einem Genitivattribut aus der Liste 2, so dass sich die Bezeichnungen der mit Nummern versehenen anatomischen Strukturen ergeben:

Liste 1	Liste 2
gyrus, i, m.	scapula, ae, f.
curvatura, -ae, f.	ventriculus, i, m.
trochlea, ae f.	cerebrum, i n.
spina, ae, f.	humerus, i, m.
angulus, i, m.	
condylus, i, m.	
incisura, ae, f.	

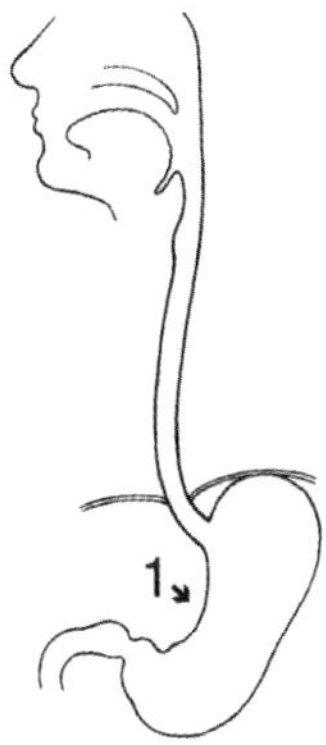

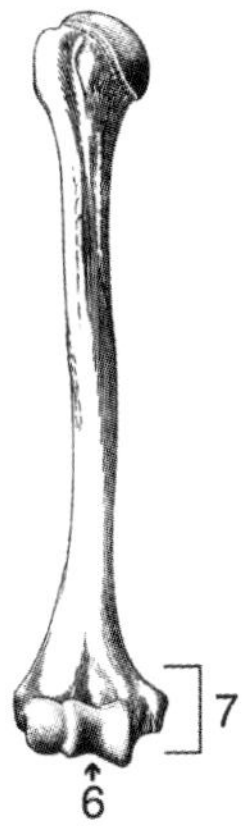

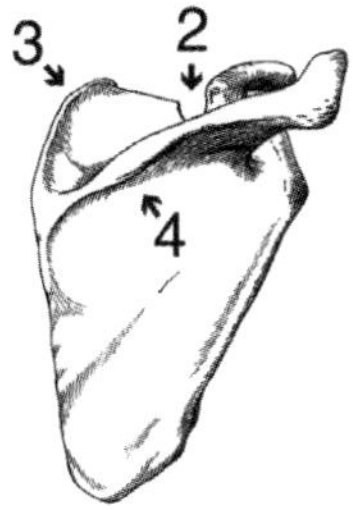

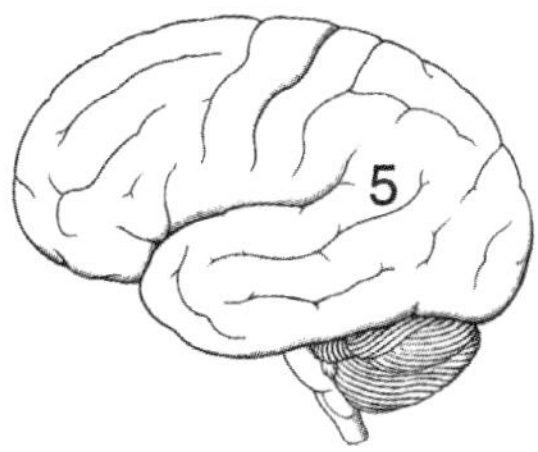

1. Condylus scapulae
2. Curvatura ventriculi
3. Angulus
4. Trochlea
5. Gyrus cerebri
6. Incisura humeri
7. Spina humeri

(gyrus = Windung; cerebrum = Gehirn, siehe Vokabeln 5)

Übung 4.2 Übersetzen Sie:

Fascia nuchae .... Die Binde / Bindegewebshülle des Nackens

Fascia brachii .... Die Binde des Oberarms

Fundus vesicae .... Der Grund der Blase

Isthmus uteri .... Die schmale Stelle / Verbindung des Uterus

Cavum pleurae .... Die Höhle des Brustfells

Septum cordis .... Die Querwand / Scheidewand des Herzens

Ligamentum ovarii .... Das Band des Eierstocks

Vas vasorum .... Das Gefäß der Gefäße

Musculi dorsi .... Die Muskeln des Rückens

Ligamenta tarsi .... Die Bänder der Fußwurzel

Übung 4.3 Die folgende Liste enthält die Bezeichnungen von Muskeln, die nach ihrer Funktion benannt sind. Übersetzen Sie und bilden Sie den lateinischen und deutschen Namen für den „Gegenspieler", falls einer vorhanden ist (durch ….. markiert):

Muskel | Gegenspieler

M. flexor digitorum .... M. extensor digitorum

Der Beugemuskels des Fingers .... - .... Der Streckmuskels des Fingers

M. detrusor vesicae

Der Austreibemuskel der Blase

M. abductor hallucis .... M. adductor hallucis

Der Abziehmuskel der Großzehe .... - .... Der Anziehmuskel der Großzehe

Mm. arrectores pilorum

Die Aufrichtermuskeln der Haare

M. depressor anguli oris[11] M. erector anguli oris

Der Herabdrücker des Mundwinkels - Der Aufrichter des Mundwinkels

M. dilat(at)or pupillae[12] M. sphincter pupillae

Der Erweiterer der Pupille - Der Zusammenzieher der Pupille

M. erector spinae

Der Aufrichter des Rückgrates

M. cremaster

Der Aufhänger

M. masseter

Der Kaumuskel

M. supinator M. pronator

Der Auswärtsdreher - Der Einwärtsdreher

[11] os, oris, n. = Mund (Vokabeln 5).
[12] pupilla, -ae, f. = Pupille (Vokabeln 5).

Übungen Adjektivattribut

Übung 4.4 Ergänzen Sie die richtige Adjektivendung:

Area nud – a
Crista transvers – a
Fibrae obliqu – ae
Intestinum crass – um
Lineae transvers – ae
Musculus trapezi – us
Glandulae thyreoide – ae
Calices renal – es
Arteria pudend – a
Musculus obliqu – us
Stratum lucid – um
Costae spuri – ae
Tunica adventiti – a

Übung 4.5 Nennen Sie das den folgenden Adjektiven zugrunde liegende Substantiv und übersetzen Sie!

aorticus, a, um Aorta -> Hauptschlagader
arteriosus, a, um Arteria -> Schlagader
carpeus, a, um Carpus -> Handwurzel
caudatus, a, um Cauda -> Schwanz
digitatus, a, um Digitus -> Finger
(o)esophageus, a, um Oesophagus -> Speiseröhre
mucosus,a, um Mucus -> Schleim
lobatus, a, um Lobus -> Lappen
lunatus, a, um Luna -> Mond
membranosus, a, um Membrana -> dünne Haut

radiatus, a, um ... Radius -> Speiche ...

serratus, a, um ... Serra -> Säge ...

spinosus, a, um ... Spina -> Dorn/Rückgrat ...

thymicus, a, um ... Thymus -> Bries/Thymus ...

venosus, a, um ... Vena -> Vene/Blutader ...

Übung 4.6 Ordnen Sie den im Folgenden genannten Darmabschnitten die Nummern der Abbildung zu:

(Intestinum) caecum ... 1 ...

Colon transversum ... 4 ...

Flexura dextra ... 2 ...

Flexura sinistra ... 3 ...

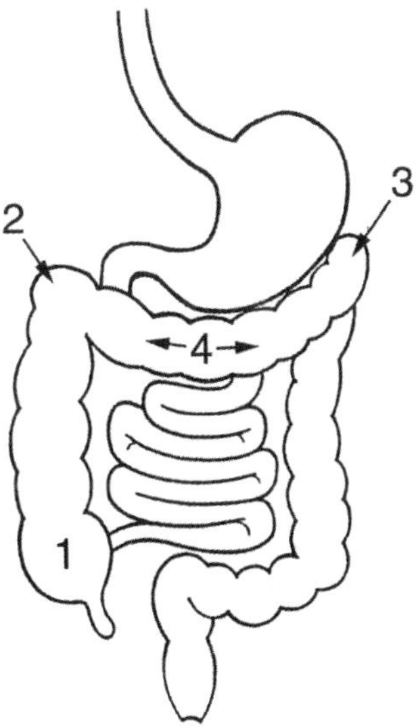

Übung 4.7 Übersetzen Sie die folgenden Fachausdrücke. Vergleichen Sie Ihre Übersetzung mit den entsprechenden anatomischen Strukturen mit Hilfe eines Anatomieatlasses.

Os pisiforme ... Erbsenbein ...

Os naviculare ... Kahnbein ...

Musculus piriformis ... Birnenförmiger Muskel ...

Musculus deltoideus	Deltaförmiger Muskel
Ligamentum anulare	Ringförmiges Band
Processus styloideus	Stiftförmiger Fortsatz
Musculus biceps	Zwei Köpfiger Muskel
Musculus triceps	Drei Köpfiger Muskel
Musculus quadriceps	Vier " "
Appendix vermiformis	Wurmförmiger Fortsatz/Anhang

Übungen Komparative – Superlative

Übung 4.8 Übersetzen Sie:

M. teres major ......Der größere längliche Muskel......

M. gluteus maximus ......Der größte Hinterbackenmuskel......

M. latissimus dorsi ......Der breiteste Rückenmuskel......

M. flexor digiti minimi brevis ......Der Beuger de kleinen Zehe......

M. longissimus cervicis ......Der längste Cervixmuskel......

Pulsus celerrimus ......Der schnellste Puls......

Foramina minora ......Das kleinere Loch......

Foramen magnum ......Das größere Loch......

Übung 4.9 Übersetzen Sie:

M. sphincter ani internus ......Der innere Zusammenzieher des Rings......

M. flexor digitorum profundus ......Der Beuger des oberflächlichen Fingers......

M. obliquus externus abdominis......Der äußere, schiefverlaufende Muskel des Abdomens......

Fascia pelvis visceralis ......Die Bindegewebshülle des Eingeweidebeckens......

5. Kombinierte Genitiv- und Adjektivattribute und Komposita, Grundlagen der klinischen Fachsprache

Lernziele
Sie sollen in der Lage sein, Objekte mit Hilfe von Adjektiven und Genitivattributen genauer zu benennen und komplexe Termini aufzulösen und zu übersetzen. Ferner sollen Sie in der Lage sein, längere Komposita zu übersetzen. Diese spielen in der klinischen Fachsprache eine besondere Rolle als „Informationsspeicher". Sie sollen die Arten der möglichen vermittelten Information kennen und anwenden können.

Kombinierte Genitiv- und Adjektivattribute

Ein Substantiv kann sowohl über Adjektiv- als auch über Genitivattribute verfügen. Meistens folgt das Adjektivattribut unmittelbar seinem Substantiv, jedoch kann manchmal auch das Genitivattribut dazwischentreten.

Beispiel

Ligamentum lat**um** uteri	das breite Band der Gebärmutter
Ligament**um** ovarii propri**um**	das dem Eierstock allein angehörende (unmittelbar zugeordnete) Band

Ostium	ven**ae**	cav**ae**	die Mündung der Hohlvene
Nom. Sg. n.	Genitivattribut, Gen. Sg. f.	Adjektivattribut, Gen. Sg. f.	

Kompositabildungen

Die Zugehörigkeit oder Beziehung einer Struktur zu mehreren Organen bzw. Körperteilen wird oft mit Hilfe von Komposita kenntlich gemacht. Bei der Bildung von Komposita tritt häufig ein **Bindevokal** zwischen die einzelnen Wortbestandteile, meistens ein kurzes „o", seltener ein kurzes „i".

Beispiel

Art. **tal-o-calcane-o-navicularis**
(Gelenkverbindung zwischen Sprung-, Fersen- und Kahnbein)

Komposita werden auch häufig in der klinischen Fachsprache eingesetzt, um Krankheitsbenennungen möglichst genau zu fassen.

Grundlagen der klinischen Fachsprache

Häufig wird in der klinischen Fachsprache der Versuch unternommen, in die Benennung einer Krankheit möglichst viele Informationen einzubeziehen, die ihren Charakter kennzeichnen. Hierzu gehören:

- Ursache (Ätiologie),
- ihre Entwicklung (Pathogenese),
- ihren Verlauf (perakut, akut, subakut oder chronisch),
- ihre Bösartigkeit (Malignität (meist bei Tumoren)) oder ihren Schweregrad,
- den Ort ihres Auftretens (Lokalisation),
- ihr Erscheinungsbild (Pathologie)
- und dabei feststellbare krankhafte Körperprozesse (Pathophysiologie)

Dadurch kommt es zu langen Begriffen, wie z.B.

Beispiel

Severe Acute Respiratory Syndrome
Schweres, akutes Atemwegssyndrom

Infantile papulöse Akrodermatitis oder Akrodermatitis papulosa infantum
in der Kindheit auftretende Hautentzündung mit Hautknötchen an den distalen Extremitätenenden (Akren, Pl. von Akron)

Chronische post-Streptokokken Immunkomplex-Glomerulonephritis
Langsam verlaufende entzündliche Veränderung der Nierenknäuelchen durch Ablagerungen von Antigen/Antikörper-Komplexen als Folge einer Infektion mit Streptokokken

Diese Begriffe werden dann gerne abgekürzt gebraucht oder mit Eigennamen der Erstbeschreiber belegt, wie z.B. *SARS* oder *Gianotti-Crosti-Syndrom* (Infantile papulöse Akrodermatitis).

TIPP!

Mit Hilfe des Lernens von Vokabeln, einigen weiteren Grundbausteinen und der Auflösung von Komposita ist es dann möglich, sich einige Lernarbeit zu ersparen, indem man sich klar macht, was der jeweilige klinische Begriff nun gerade genau bezeichnet (Sie werden merken, dass es Ihnen schon bald möglich sein wird, mit dem Übersetzen von Arztbriefen die Verwandtschaft zu beeindrucken).
Wechsel und neue Entwicklungen im pathophysiologischen Krankheitskonzept jedoch sorgen dafür, dass einige Benennungen zwar noch korrekte Zustandsbeschreibungen darstellen, die Einordnung in eine „Krankheitsgruppe" aber terminologisch irreführend ist.

Beispiel

Zum Beispiel wurde aufgrund einer proximalen Muskelschwäche ein Krankheitsbild zunächst als „proximale myotone Myopathie“ (PROMM) bezeichnet, das heute unter dem Namen „Myotone Dystrophie Typ 2“ geführt wird.

Schematische Darstellung des Zusammenhanges zwischen medizinischem Wissen und der Benennung von Krankheiten.[13]

Für Einserkandidaten!

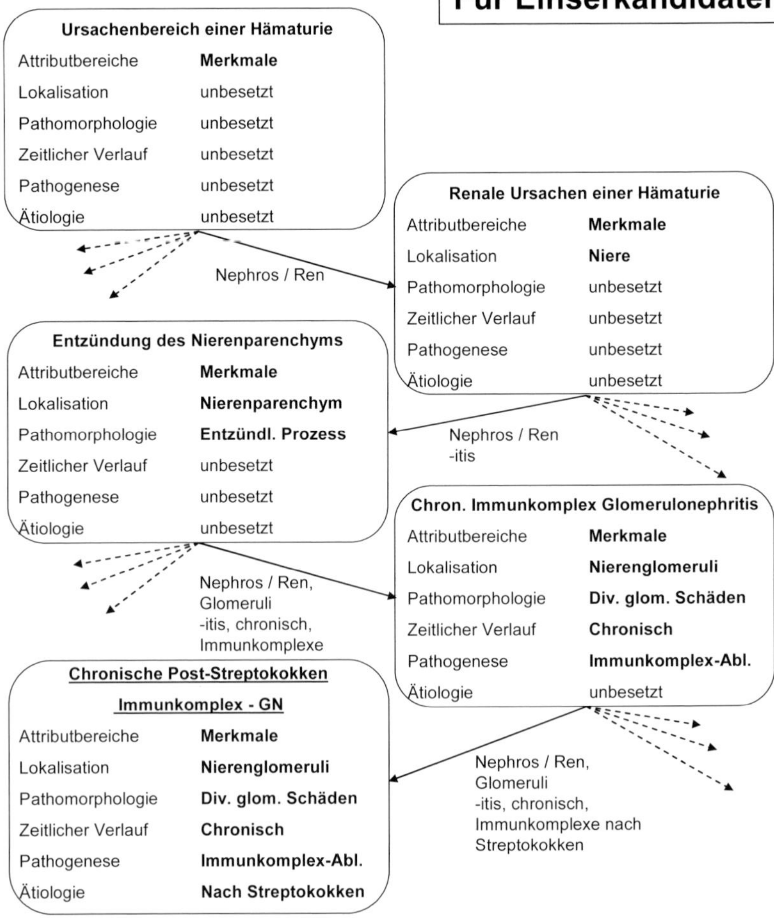

[13] Nach Norbert Paul, Medizinische Wissensbasen – Vom Wissensmodell zur Repräsentation, Frankfurt a. M. 1995, S. 100.

Übungen Genitiv-, Adjektiv- und kombinierte Attribute

Übung 5.1 Übersetzen Sie bitte:

Crista colli costae .... Die Einfaltung ....

Fossa vestibuli vaginae ....

Vena atrii ventriculi .... Die Vene des Vorhofes des Ventrikels

Lunulae valvularum aortae ....

Übung 5.2 Übersetzen Sie und bestimmen Sie Kasus, Numerus und Genus der unterstrichenen Adjektive:

Arteriola glomerularis afferens

....

Arteriola glomerularis efferens

....

Übung 5.3 Bestimmen Sie Kasus, Numerus und Genus und übersetzen Sie:

Nervus cutaneus femoris lateralis ....

Plexus cavernosi concharum ....

Arteria cerebri media ....

Circulus arteriosus cerebri ....

Vena transversa faciei ....

Fasciculi proprii medullae ....

Arteria lobi caudati ....

Ampulla tubae uterinae ....

Lamina propria (tunicae) mucosae ....

Ostium uterinum tubae (uterinae) ....

Musculus flexor digitorum profundus ....

Processus styloideus ulnae ....

Ductuli aberrantes ductulorum efferentium testis

....

....

Rami communicantes nervorum spinalium

....

....

Übung 5.4 Ergänzen Sie die richtigen Endungen:

die langen Rippenheber:

Muscul- i levat- i cost- ae long- i

der lange Daumenbeuger:

Muscul- us flex- or poll- long- us

die Sehnenscheide des langen Daumenbeugers:

Vagin- a tend- o muscul- i flex- i poll- long- i

der Spannmuskel der breiten Faszie:

M. tens- or fasci- es lat-

das Riechfeld der Nasenschleimhaut:

Regi- o olfactori- tunic- mucos- nas-

die zu den Rippen gelegene Fläche des Brustwirbelquerfortsatzes:

Faci- costal- process- transvers- vertebr- thoracic-

die Mündung des Wurmfortsatzes

Osti- append- vermiform-

der knöcherne Teil der Ohrtrompete

Par- osse- tub- auditiv-

die zu den Bronchien führenden Zweige der Brusthauptschlagader

Ram- i bronchial- is aort- ae thoracic-

die Trennwand der Stirnhöhlen

Sept- um sinu- s frontal- is

Übungen Komposita

Übung 5.5 In der folgenden Übung sind Bezeichnungen von Gelenken und Bändern aufgelistet. Nennen Sie die Substantive (Nom. Sg.) für die anatomischen Strukturen, die mit den folgenden Adjektiven nicht nur grammatisch, sondern auch anatomisch in Beziehung gesetzt werden.

Art. atlantoaxialis ..Atlas.......... - ....Axis........

Art. humeroulnaris ..Humerus.... - ...Ulnar.......

Art. incudomallearis .... - ....

Art. acromioclavicularis ..Acromion.... - ...Clavicula..

Art. sacroiliaca ..Sacrum.... - ....Ilium......

Lig. ischiofemorale ..Ischium.... - ...Femur......

Lig. radiocarpeum ..Radius...... - ...Carpus....

Lig. sternoclaviculare ..Sternum.... - ..Clavicula..

Lig. calcaneofibulare ..Calcanes.... - ...Fibula....

Lig. tibiofibulare ...Tibia........ - ....Fibular....

M. sternocleidomastoideus[14]

..Sternum........ - .... - ..Mastus..........

[14] kleis, kleidos (gr.) = Schlüssel.

6. Klinische Fachsprache

Lernziele
Sie sollen in der Lage sein, klinische Termini aufschlüsseln und übersetzen zu können. Dazu gehört die Kenntnis von Präfixen, Suffixen, Zahlen und Farben.

Wie bei den Nomina Anatomica gibt es auch drei Möglichkeiten, klinische Fachausdrücke zu bilden:

1. Kompositabildungen (s.o.),
2. Verwendung von Präfixen,
3. Verwendung von Suffixen.

In der Klinik werden Ausdrücke aus dem Lateinischen seltener benutzt. Für die Bildung klinischer Fachausdrücke (z.B. Nomina Pathologica: Krankheitsbezeichnungen) werden überwiegend, aber nicht ausschließlich, Ableitungen von griechischen Wörtern verwendet.

Beispiel

venter (lat.)	gaster (gr.)
Ulcus ventriculi	Gastritis
(Magengeschwür)	(Magen(schleimhaut)entzündung)

Dennoch gibt es für einige Begriffe griechische, lateinische und sogar gelegentlich zusätzlich anderssprachige Begriffe, wodurch es zu Synonymien und Homonymien kommt.
Synonymie: Derselbe Gegenstand wird mit unterschiedlichen Namen bezeichnet. Ein deutsches Beispiel ist „Sahne" und „Rahm". Man unterscheidet davon die **Homonymie**, bei der unterschiedliche Dinge mit gleich lautendem Namen bezeichnet werden, z.B. das deutsche Wort „Schimmel".

Zur Bildung der klinischen Fachausdrücke genügt es in der Regel, die Wortstämme der griechischen Wörter zu kennen (**der in der medizinischen Fachsprache hauptsächlich verwendete Wortteil ist in den Vokabellisten fett gedruckt**). Einige Wörter sind schon in ihrer latinisierten Form bekannt. Bei den griechischen Wörtern wird „ou" wie „u", „ai" und „ei" wie „ei", „oi" wie „eu" gesprochen; das „oi" wird in den Fachausdrücken zu „ö", „ai" zu „ä".

TIPP!

Suffixe (Krankheitsbezeichnungen)

Suffixe sind an einen Wortstamm angehängte Silben, die zur Bildung von Ableitungen aus dem Grundwort dienen. In der medizinischen Terminologie sind Suffixe künstliche (z. B. -itis, -osis) oder von griech. Wortstämmen (-pathia) abgeleitete Wortbildungen. Das Erlernen einiger Suffixe erspart das Lernen einer Reihe von Vokabeln.

TIPP!

Krankheiten werden vielfach durch das Anhängen von Suffixen grob unterschieden, die **bevorzugt** an den griechischen Wortstamm treten.

wichtige Suffixe	Hauptbedeutung
-itis (-itidis f.)	**Entzündung (kons. Dekl.)**
-osis (-osis f.)	**(eingedeutscht: -ose) krankhafter Zustand, oft degenerativ bzw. chronisch; (auch für biologische Erscheinungen und Zucker** *(Pentose, Glucose, Lactose))*; **(i-Dekl.)**
-oma (-omatis, n.)	**(eingedeutscht: -om) Geschwulst (kons. Dekl.)**
-omatosis (-omatosis, f.)	**generalisiertes Vorkommen einer Geschwulst (i-Dekl.)**
-iasis (-iasis f.)	**krankhafter Zustand (i-Dekl.)**
-ia (-iae f.)	**(eingedeutscht: -ie) Symptom, krankhafter oder allgemein qualitativer Zustand; (auch Tätigkeiten und Wissensgebiete; vereinzelt für Entzündungen; (a-Dekl.)**
-pathia (-ae f.)	**Leiden (a-Dekl.)** (vgl. pathos S. 77)

Suffixe als Ableitungen von griechischen Verben:

-gen (v. gennao)	aktive Bedeutung: erzeugend, bildend passive Bedeutung: erzeugt, entstanden aus
-trop (v. trepo)	auf etwas einwirkend, gegen etwas gerichtet

aber:

trophe, **troph**-es	Nahrung, Ernährung; auf die Nahrung, Ernährung bezogen.

Wichtige griechische Wortstämme

a) zur Bezeichnung von krankhaften Erscheinungen bzw. Vorgängen[15]:			
1)	2)	3)	*4)*
algos, **alg**-ous	Schmerz	**alg**	*Odontalgie*
algesis, **alges**-eos	Schmerz	**alges**	*Analgesie*
odyne, **odyn**-es	Schmerz	**odyn**	*Allodynie = Schmerzen nach kurzen Berührungen*
lithos, **lith**-ou	Stein	**lith**	*lithogen*
penia, **peni**-as	Mangel	**peni**	*Zytopenie*
pathos, **path**-ous	Leiden, Krankheit	**path**	*Pathologie*
plege, **pleg**-es	Schlag, „Lähmung“	**pleg**	*Hemiplegie*
ptosis, **ptos**-eos	Fallen	**ptos**	*Ptosis = Herabhängen des Oberlids*
schisis, **schis**-eos	Spaltung	**schisis**	*Cheilognathopalatoschisis = Lippen-Kiefer-Gaumenspalte*
kele, **kel**-es	Bruch (Eingeweidevorfall) Anschwellung	**zele**	*Omphalozele = Nabelschnurbruch*
rhoe, **rho**-es	Fluss, fließen	**(r) rhö**	*Diarrhöe, Hämorrhoiden*
rhage, **rhag**-es	Riss, Zerreißung	**(r) rhag**	*Hämorrhagie = Blutung (allg.)*
rhexis, **rhex**-eos	Riss, Zerreißung	**(r) rhexis**	*Rhexisblutung (bei Gefäßzerreißung)*

[15] 1) gr. Wörter mit Gen. Sg.; 2) dtsch. Bedeutungen; 3) gebräuchliche Wortteile; 4) Beispiele aus der med. Fachsprache.

b) zur Bezeichnung von diagnostischen und operativen Verfahren:			
gramma, **grammat**-os	Schriftstück, Buchstabe	**gramm**	*Elektrokardiogramm*
graphe, **graph**-es	Schreibung, Schrift, „Darstellung“	**graph**	*Elektrokardiograph*
metron, **metr**-ou	Maß	**metr**	*Fingerperimetrie*
pexis, **pex**-eos	anheften	**pex**	*Orchidopexie*
plastike, **plastik**-es	„Bildnerkunst“; operative Formung	**plastik**	*Rhinoplastik*
skopein (**skop**-)	beobachten	**skop**	*Bronchoskop*
stoma, **stomat**-os stomia, -ae, f.	Mund, Öffnung künstliche Hohl-Organmündung	**stom**	*Gastrojejunostomie, Tracheostomie*
tome tomia, -ae, f.	Schnitt	**tom**	*Gastrotomie*

Präfixe

Präfixe sind einem Wortstamm vorangestellte Silben, die zur Bildung von Ableitungen aus dem Grundwort dienen. Das Erlernen einiger Präfixe erspart das Lernen einer Reihe von Vokabeln.

TIPP!

Bei der Wortbildung mit Präfixen macht sich besonders eine Erscheinung bemerkbar, die als **Assimilation** bezeichnet wird, eine lautliche Angleichung an den Anfang des folgenden Wortteiles. Beginnt z.B. der folgende Wortstamm mit einem „c", dann wird das „ad-" zu „ac-". Auf ähnliche Weise kann die Vorsilbe zu af-, ag-, ap-, ar- oder as- werden. In manchen Fällen kann der Endlaut des Präfixes auch wegfallen, so dass etwa vom „ad-" nur ein „a-" übrig bleibt. Dieses „a-" sollte nicht mit dem „a-" verwechselt werden, das eine Verneinung ausdrückt. Bei ante-, apo-, peri- und pro- bleibt der auslautende Vokal immer erhalten, ab- wird nicht assimiliert.

Griech. Präfix	Lat. Präfix	Deutsche Bedeutung	*Erläuterung / Eselsbrücken*
	ad	an, heran	*Adductor = heranziehender Muskel*
	ante-, prae-, pro-	vor	*Anteversio uteri = Neigung der Gebärmutter nach vorn; prämortal = vor dem Tod; Prolaps = Vorfall (z.B. von Organen)*
	de-	von, weg, -un	*Demenz = wörtl.: vom Verstand, Denken weg (Minderung erworbener intellektueller Fähigkeiten)*
	in-	Verneinung, un-	*Herzinsuffizienz = ungenügende Herzleistung*
	infra-	unterhalb	*M. infraspinatus = der unter der Schultergräte entspringende Muskel*
	inter-	dazwischen	*Septum interventriculare = die zwischen den (Herz-)Kammern liegende Scheidewand*
	per-	Intensivierung	*Pertussis = sehr starker Husten, Keuchhusten*

	per-, trans-	durch, hindurch	*pernasal = durch die Nase; transurethral = durch die Harnröhre hindurch*
	re-	zurück, wieder-, wider-	*Reflux = Rückfluß; Reanimation = Wiederbelebung; Resistenz = Widerstand*
	retro-, post-	hinter, zurück, danach	*Retroversio uteri = Neigung der Gebärmutter nach hinten; postmortal = nach dem Tod*
	sub-	zu wenig	*subazid = untersäuert*
	super-	übermäßig	*superazid = übersäuert*
	supra-, super-	oberhalb	*M. supraspinatus = der oberhalb der Schultergräte entspringende Muskel; Supercilium = wörtl.: was über den Wimpern liegt – Augenbraue*
	ultra-, trans-	jenseits, über, hinaus	*Ultraschall = jenseits der Hörschwelle liegender Schall; Transplantation = wörtl.: Überpflanzung, Verpflanzung von Gewebe*
a-, an-		Fehlen, Verneinung	*Anosmie = Fehlen des Geruchsvermögens; Anämie = Blutarmut*
ana-		wieder; auf, hinauf; Zahlbestimmungen	*Anamnese = Wiedererinnerung, Krankheitsgeschichte; Anabolie = wörtl.: das Aufwerfen, Aufbauphase des Körpers; ana partes = zu je gleichen Teilen*
ana-, dia-	di(s)-	auseinander	*Diastole = Auseinanderziehen (Erschlaffung des Herzens); Anatomie = Kunst des „Auseinanderschneidens“, der Zerlegung des Körpers*
ant(i)-	contra-, ob-, op-	gegen	*Antitussivum = Mittel gegen Husten; Kontrazeptivum = empfängnisverhütendes Mittel; M opponens pollicis = der den Daumen (den Fingern) gegenüberstellende Muskel*
apo-	ab-	von...weg	*M. abductor = der abziehende Muskel; Apophyse = Knochenfortsatz, der durch ein „von ... (dem Knochen) ... weg-Wachstum“ entstanden ist*

dia-		„zwischen" (im Sinne von trennend),; durch, hindurch	*Diaphragma = die „Trennwand", das Zwerchfell („zwerch" urspr. „quer"); Diarrhoe = der Durchfluss*
dys-		miss-	*Dysmelie = Missbildung der Gliedmaßen*
ek-	e-, ex-	aus, heraus	*Ektomie = Herausschneiden (z.B. Phlebektomie); Exspiration = Ausatmung*
ekto-	extra-	außen, außerhalb	*Ektoderm = äußere „Haut" (Keimblatt); Extrahepatisch = außerhalb der Leber liegend*
en-, em-	in-	in, hinein	*Embolus = das Hineingeworfene (z.B. Ursache einer Lungenembolie); Inspiration = Einatmung*
endo-, ento-	intra-	innen, innerhalb	*Entoderm = innere „Haut" (Keimblatt); intrahepatisch = innerhalb der Leber*
eu-		normal-	*Eupnoe = normgerechte Atmung*
eu-		gut	*Euphorie = gute (heitere) Gemütsverfassung; Euthanasie = der gute Tod*
hyp(o)-	sub-	unter (meist unmittelbar), zu wenig (von)	*Hypopharynx = unterer Rachen; A. subclavia = die unter dem Schlüsselbein verlaufende Schlagader; Hypothyreose = Unterfunktion der Schilddrüse*
hyper-, epi-		über, auf; zu viel (von)	*Epipharynx = oberer Rachen; Hyperthyreose = Überfunktion der Schilddrüse*
kat(a)-	de-	herab	*Katarrh = wörtl.: Herabfließendes, Schleimhautentzündung; Descensus uteri = Gebärmuttersenkung*
meso-		mittel-	*Mesoderm = mittlere „Haut" (Keimblatt)*
meta		nach-	*Ossa metatarsalia = die nach der Fußwurzel liegenden Knochen*

par(a)-	juxta-	neben, auch: abweichend	*Sinus paranasales = die neben der Nase liegenden Höhlen (Nasennebenhöhlen); juxtaglomerulär = neben den Knäuelchen (Nierenkörperchen) liegend; Parästhesie = abweichende Empfindung, Missempfindung*
peri-	circum	um, herum	*Periost = das um den Knochen herum Liegende (Knochenhaut); Glandulae circumanales = die um den After herum liegenden Drüsen*
sy(n)-	con-	zusammen mit	*Kontraktion = Zusammenziehung; Systole = Zusammenziehen (Herzkontraktion)*

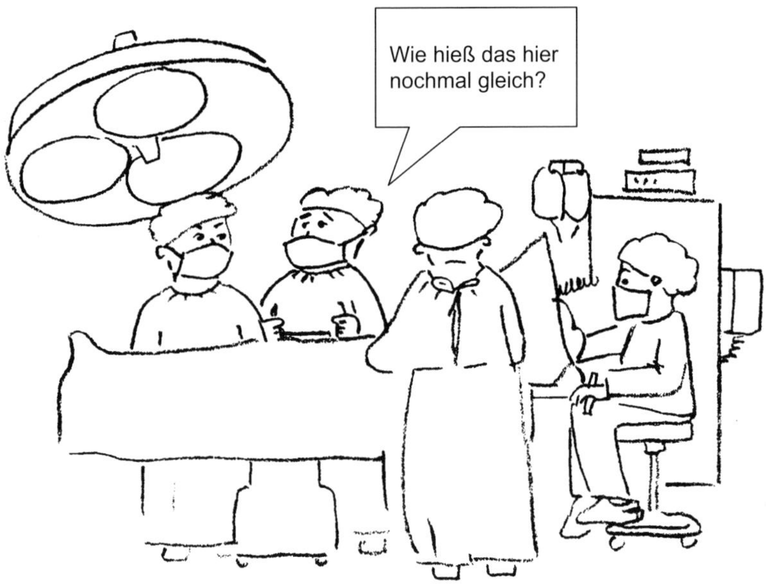

Zahlen, Mengen, Farben

Unbestimmte griech. und lat. Zahlwörter sowie Mengenbezeichnungen

Vokabel	Deutsche Bedeutung	*Erläuterung / Eselsbrücken*
geminus, -a, -um	gepaart	*Trigeminusnerv*
hemisys	halb	*Hemiparese, -plegie*
holos	ganz	*holistisch*
meion	weniger	*Meiose*
monos	allein, ein einziger	*monochrom*
nullus, -a, -um	kein	*Nulldiät*
oligakis	selten	*Oligakisurie*
oligos	wenig	*Oligophrenie*
pan	ganz, gesamt, all-	*Pankreas*
ple(i)on	mehr	*pleomorph*
pollakis	häufig	*Pollakisurie*
polys	viel	*Polytrauma*
protos	erst, ur-	*Protoplasma*
semis, -issis, m.	Hälfte (halb)	*Semilunarklappen*
solus, -a, -um	allein, der einzige	*Solitärstein*
totus, -a, -um	ganz, gesamt	*Totalexstirpation*

Zahlwörter (lat. und griech.)

	Kardinalzahl	Ordnungszahl	Zahladverb	Multiplikativum
1	unus, a, um heis, mia, hen	primus protos	semel	simplex haplos
2	duo, duae, duo dyo	secundus, a, um deuteros	bis dis	duplex diplos
3	tres, tria treis, tria	tertius, a, um tritos	ter tris	triplex triplos
4	quattuor tettares, ra	quartus, a, um	quater	tetra(kis)
5	quinque pente	quintus, a, um		

Farbbezeichnungen:

Griech.	**Lat.**	**Deutsche Bedeutung**	***Erläuterung / Eselsbrücken***
leukos	albus, candidus	weiß	*Albino*
	albugineus, albicans	weißlich	*Candida albicans (Erreger von Mykosen)*
	pallidus	blass, bleich	*Globus pallidus (ZNS-Struktur)*
polios	griseus, cinereus	grau	*Poliomyelitis*
melas, melaina, melan	niger	schwarz	*Melanom* *Substantia nigra (ZNS-Struktur)*
erythros	ruber	rot	*Erythrozyt*
porphyreos	purpureus	purpurrot	*Porphyrie (Ausscheidung von Porphyrinen im Urin)*
pyrrhos	flammeus	feuerrot	*vgl. pyr = Fieber (z.B. pyrogen)*
rhodeos	roseus	rosa	*Rhododendron = "Rosenbaum"* *Roseola = bis pfenniggroßer, nicht juckender Hautfleck (z.B. bei Röteln)*
eos		Morgenröte	*Göttin der Morgenröte*
kirrhos	flavus	gelb	*Zirrhose*
xanthos	aureus	golden, gelb	*Xanthelasma*
phaios	fuscus	braun, dunkel, schwärzlich	*Phäochromozytom (Tumor; meist im Nebennierenmark zu finden)*
chloros	viridis	hellgrün, grün, gelb	*Chlorophyll (grüner Blattfarbstoff)*
glaukos	caeruleus	blaugrün	*Glaukom (= „grüner Star")*
kyaneos	lividus	blau	*Zyanose*

Übungen Suffixe

Übung 6.1 Übersetzen Sie:

Dakryoadenitis ..... ? – Entzündung .....

Lipom ..... Fettgeschwulst .....

Lipomatose ..... Generalisiert vorkommende Fettgeschwulst .....

Arthrose ..... deg. Gelenkentzündung (chronisch) .....

Pneumonie (Pneumonia) ..... Lungenentzündung (?) .....

Übung 6.2 Stellen Sie aus der folgenden Liste Fachausdrücke zusammen, die

a) ein operatives Verfahren
b) ein diagnostisches Verfahren / Gerät
c) eine Krankheit oder Symptom

bezeichnen und nennen Sie jeweils den anatomischen Ort des Eingriffs oder pathologischen Geschehens:

1. Angiographie b	2. Arthralgie c Gelenk	3. Elektroenzephalogramm[16] b Gehirn
4. Elektrokardiographie b Herz	5. Proktoskopie b End ~~Grimmdarm~~ darm	6. Gastrojejunostomie a Verdauungstrakt / Magen
7. Rhinoplastik a Nase	8. Hemiplegie c Seiten	9. Kolposkopie b Grimmdarm
10. Mastodynie a Brustwarzen	11. Nephrolithiasis c Niere	12. Omphalozele c Nabelschnur
13. Orchidopexie a	14. Phlebotomie a Blut	15. Hemiparese c seiten

[16] elektron, elektr-ou: urspr. Bernstein; auf Elektrizität beruhend, mit Strom arbeitend, erfolgend.

a) operative Verfahren

Nr.	Verfahren	Ort/Organ
....	....	....
....	....	....
....	....	....
....	....	....

b) diagnostische Verfahren

Nr.	Verfahren	Ort/Organ
....	....	....
....	....	....
....	....	....
....	....	....
....	....	....

c) Krankheiten, Symptome

Nr.	Krankheit/Symptom	Ort/Organ
....	....	....
....	....	....
....	....	....
....	....	....
....	....	....
....	....	....

Übungen Komplexe Adjektive

Übung 6.3 Übersetzen Sie:

adrenokortikotropes Hormon ....

gonadotropes Hormon ....

Herzhypertrophie ....

Somatotropes Hormon ....

Übung 6.4 Ordnen Sie die Begriffe der Liste den markierten Stellen der Abbildung (schematische Organquerschnitte) zu:

1. para- 2. circum- 5. peri-
3. inter- 4. juxta-

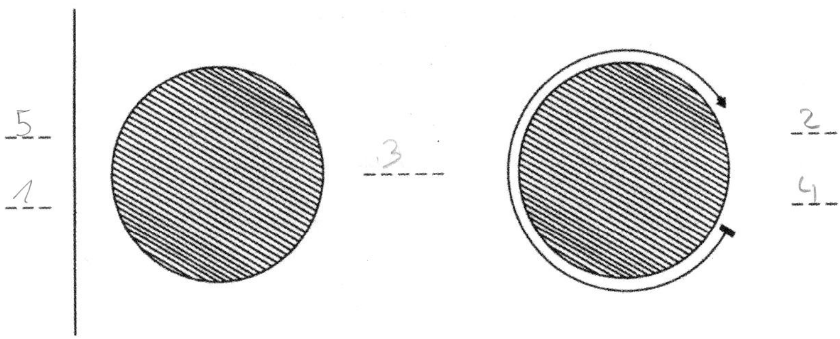

Übung 6.5 Übersetzen Sie:

Endokarditis Entzündung des inneren Herzbeutels

Perikarditis " " äußeren "

Paratendinitis ....

Interkostalneuralgie Nervenschmerz zwischen den Rippen

Übungen Prä- und Suffixe / Griechische Wortstämme

Übung 6.6 Die folgende Liste enthält Beschreibungen für Symptome, geordnet nach dem Ort des pathologischen Geschehens. Übersetzen Sie:

Bradypnoe ..... Zu langsame Atmung .....

Tachypnoe ..... " schnelle " .....

Orthopnoe ..... extreme Atemnot („aufrechte" Atmung) .....

Dyspnoe ..... fehlerhafte Atmung .....

Apnoe ..... Fehlende " .....

Anisokorie ....

Übung 6.7 Übersetzen Sie die folgenden Bezeichnungen für Applikationsweisen:

intrakutan ..... In der Haut .....

subkutan ..... Unter " .....

epikutan ....

transkutan ....

perkutan ....

parenteral ....

rektal ....

sublingual ....

Übung 6.8 Warum ist der Ausdruck Stethoskop eigentlich nicht korrekt?

....

....

....

....

....

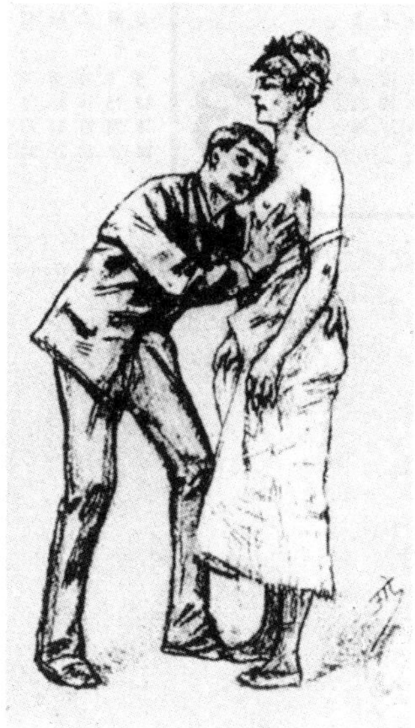

Félicien Rops, „Die Auskultation“ (1884)

Übungen Zahlen und Farben

Übung 6.9 Übersetzen Sie:

Dysurie ....

Anurie ....

Polyurie ....

Oligurie ....

Pollakisurie ....

Und was unterscheidet eine Hämaturie von einer Urämie?

Blut im Urin vs. Urin im Blut ....

....

Übung 6.10 Welche Zahlen verbergen sich in folgenden Ausdrücken?

Deuteropara 10 ....

Diplopie 2 ....

Übung 6.11 Welche Farbbezeichnungen sind in den folgenden Ausdrücken enthalten?

Glaukom Blaugrün ....

Melanom schwarz ....

Xanthelasma Gelb ....

Zirrhose Gelb ....

Zyanose Blau ....

Übung 6.12 Versuchen Sie folgenden Entlassungsbrief zu übersetzen.[17]

Marien-Krankenhaus
Neurologische Abteilung
Im Turbinenpark 50
00001 Rottopf

Herrn Dr. med. Anton Strunz
FA für Innere Medizin und Pneumologie
Allee der Papageien 57
00002 Grünweiler

Betreff:
Frau Wilma Trude Hermann, geb. 27.04.1928, wohnhaft in der Krakehlstrasse 7, 00003 Blausee

Rottopf, den 5.10.2008

Sehr geehrter Herr Kollege,

wir berichten über oben genannte Patientin, die sich vom 25.9.2008 bis zum 3.10.2008 in unserer stationären Behandlung befand.

Diagnosen

- Intrazerebrale Blutung rechts-okzipital — I61.1R
- Arterielle Hypertonie — I10.0
- Koronare Herzerkrankung — I25.1
  Z. n. aortokoronarem Venen-Bypass (ACVB-OP) 9/2004
- Diabetes mellitus Typ IIb — E11.4
- Diabetische Polyneuropathie — G63.2
- Hyperlipidämie — E78.2
- Adipositas per magna — E66.0

Anamnese
Frau Hermann klagte über einen plötzlich aufgetretenen linksseitigen Gesichtsfelddefekt. Zuvor habe sie noch nie einen Schlaganfall erlitten. Seit 4 Jahren leide sie unter Kribbelmissempfindungen der Zehen beidseits sowie brennenden Schmerzen beider Fußsohlen.

Untersuchungsbefund
80-jährige adipöse Patientin, Schilddrüse nicht vergrößert, schluckverschieblich. Reizlose Narbe nach Sternotomie. Cor: Herzaktion rhythmisch, Herztöne rein. Pulmo: Sonorer Klopfschall, Vesikuläratmung bds., keine pathologischen Nebengeräusche, Lungengrenzen verschieblich. Abdomen: weich, keine Resistenzen palpabel, Leber nicht vergrößert tastbar, kein Druckschmerz, Nieren nicht klopfschmerzhaft. RR 180/100 mmHg, Puls 104/min.

[17] Es handelt sich um einen fiktiven Brief. Ähnlichkeiten mit realen Personen sind zufällig.

Neurologischer Befund: Wache, bewusstseinsklare und allseits orientierte Patientin, fingerperimetrisch homonyme Hemianopsie nach links, darüber hinaus unauffälliger Hirnnervenbefund. Pronation und diskretes Absinken im Armhalteversuch links, Absinktendenz im Beinhalteversuch links, schlaffe Hemiparese links vom Kraftgrad 4-5. Muskeldehnungsreflexe an den oberen Extremitäten mittellebhaft und diskret links betont auslösbar, an den unteren Extremitäten beidseits nicht erhältlich. Keine Pyramidenbahnzeichen. Sockenförmig begrenzte Hypästhesie und Hypalgesie beider Füße, Allodynie der Fußsohlen beidseits. Vibrationsempfinden 2/8 im Bereich des Malleolus lateralis beidseits. Stand und Gang unsicher.

Zusatzbefunde

Labor bei Aufnahme: Erhöhtes HbA1c (9%), erhöhtes Gesamtcholesterin (7 mmol/l) mit erhöhtem LDL (4,5 mmol/l) und erniedrigtem HDL (1,3 mmol/l), sonstiges Routinelabor unauffällig.

EKG: Sinustachykardie, Linkstyp, normale Zeitwerte, unauffällige Erregungsausbreitung und -rückbildung.

Röntgen-Thorax: Keine Stauung, keine Infiltrate.

Kraniale Computertomographie vom Aufnahmetag (nativ): Intrazerebrale Blutung rechts-okzipital, ca. 2*2*3cm.
Kraniale Computertomographie vom 01.10.2008 (nativ): Blutung leicht rückläufig.

Elektroneurographie: Pathologischer Befund mit Hinweisen auf eine demyelinisierende Polyneuropathie.

Zusammenfassung, Therapie und Verlauf

Frau Hermann wurde am 25.9.2008 aufgrund eines plötzlich aufgetretenen Gesichtsfelddefektes nach links notfallmäßig stationär aufgenommen. Bei der klinisch-neurologischen Untersuchung zeigte sich eine homonyme Hemianopsie nach links sowie eine diskrete gleichseitige Hemiparese. Passend zum klinischen Bild zeigte die Computertomographie des Schädels eine intrazerebrale Blutung rechts-okzipital. In der Verlaufsuntersuchung war die Blutung rückläufig.
Die initial erhöhten Blutdruckwerte besserten sich unter einer intensivierten antihypertensiven Therapie, so dass bei Verlegung Normotonie erreicht werden konnte. Wir begannen eine Medikation mit Atorvastatin und erhöhten auf Rat unseres diabetologischen Konsiliars Insuman Comb von 14-0-12 auf 16-0-14 IE. Aufgrund des neuropathischen Schmerzsyndroms im Bereich beider Füße verordneten wir Pregabalin.
Zum Zeitpunkt der Verlegung in das Pflegeheim „Schöner Wohnen“ zur Kurzzeitpflege war der Gesichtsfelddefekt rückläufig, Stand- und Gangunsicherheit jedoch waren noch vorhanden.

Medikation bei Entlassung

Ramipril (z.B. Delix) 2,5	1 – 0 – 1
Metoprolol (z.B. Beloc zok) 95	1 – 0 – 1
Acetylsalicylsäure (z.B. ASS) 100	1 – 0 – 0
Pregabalin (Lyrica) 75	1 – 0 – 1
Ibuprofen 400	1 – 1 – 1
Esomeprazol (z.B. Nexium) 20	0 – 0 – 1
Atorvastatin (z.B. Sortis) 40mg	0 – 0 – 1
Insuman Comb 25 s.c. (in I.E.)	16 – 0 – 14

Wir danken ihnen für die rasche Übernahme der Patientin. Bei Rückfragen stehen wir Ihnen jederzeit zur Verfügung.

Mit freundlichen Grüßen,

Prof. Dr. med. Ayse Özbek
Chefärztin

Dr. med. Harry Hartwig
Oberarzt

Nele Adam
Assistenzärztin

Vokabeln

1. Vokabeln Muskeln, Haut und Skelett[18]

Die a- und o- Deklination

acromion	-i	n.	Schulterhöhe	*Das Acromion ist Ursprung und Ansatz zahlreicher Schulter- und Oberarmmuskeln.*
ala	-ae	f.	Flügel, Schaufel	*Ala ossis ilii = Schaufel des Darmbeins = Darmbeinschaufel (des Hüftbeins)*
apertura	-ae	f.	Öffnung	*Apertura pelvis inferior = untere Öffnung des Beckens = Beckenausgang*
brachium	-i	n.	Arm, Oberarm	*brachial*
bursa	-ae	f.	Beutel, Schleimbeutel, Gewebstasche	*Bursa subcalcanea = Schleimbeutel an der Sohlenseite*
calcaneus	-i	m.	Fersenbein	*der Kalkaneus = Fußwurzelknochen*
carpus	-i	m.	Handwurzel	*Ossa carpi = Handwurzelknochen*
cauda	-ae	f.	Schwanz	*Der untere, ausfransende Teil des Rückenmarks wird auch als Cauda equina = Pferdeschwanz bezeichnet.*
collum	-i	n.	Hals	*Collum femoris (Oberschenkelhals)*
columna	-ae	f.	Säule	*Columna vertebralis = Wirbelsäule*

[18] Die Vokabellisten in diesem Buch sind so aufgebaut, dass zuerst der Nominativ aufgeführt wird, dann die Genitivendung. Falls der Stamm schwer zu erkennen ist, wird auch das ganze Wort im Genitiv genannt. Darauf folgt abgekürzt das Geschlecht (m., f. oder n.), schließlich die deutsche Bedeutung. In der letzten Spalte wird eine Erläuterung bzw. ein Beispiel angegeben (das Sie aber natürlich nicht lernen müssen).

condylus	-i	m.	Gelenkfortsatz	*Condylus humeri = (rumpfferner) Gelenkfortsatz des Oberarmknochens (Humerus) (für das Ellbogengelenk (Articulatio cubiti))*
corium	-i	n.	Lederhaut (= Dermis)	*die beiden oberen Schichten der Cutis (Haut) bestehen aus der Oberhaut (Epidermis) und der Lederhaut (Corium = Dermis)*
costa	-ae	f.	Rippe	*Spatium intercostale = Interkostalraum (ICR) / Zwischenrippenraum*
coxa	-ae	f.	Hüfte	*Os coxae = „Bein der Hüfte" = Hüftbein*
crista	-ae	f.	Kamm, Leiste, Kante	*Crista iliaca = der zum Darmbein gehörende Kamm = Darmbeinkamm*
cubitus	-i	m.	Ellenbogen	*= Bereich des Übergangs vom Ober- zum Unterarm*
digitus	-i	m.	Finger, Zehe	*digitale Untersuchung (z.B. des Enddarms)*
dorsum	-i	n.	Rücken	*Adj.: dorsalis (m. und f.), -e (n.) = zum Rücken hin gelegen, zum Rücken gehörend*
eminentia	-ae	f.	Vorsprung, Höcker	*ähnliche Strukturen: tuberculum, processus, tuber, tuberositas*
fascia	-ae	f.	Binde, Bindegewebshülle	*Faszien umhüllen u.a. Skelettmuskeln*
fibula	-ae	f.	Wadenbein	*Tibia und Fibula heißen die beiden Unterschenkelknochen*
fossa	-ae	f.	Graben	*Fossa axillaris = der zur Achsel gehörige Graben = Achselhöhle*

humerus	-i	m.	Oberarmknochen	*Articulatio humeri = Schultergelenk*
incisura	-ae	f.	Einschnitt, Einbuchtung	*Incisura fibularis (am Schienbein (Tibia))*
ischium	-i	n.	Gesäß, Hüfte	*Os ischii = „Knochen des Gesäßes" = Sitzbein*
labrum	-i	n.	Lippe einer Gelenkpfanne	*existiert jeweils an Hüft- und Schultergelenkspfanne (Labrum acetabulare, Labrum glenoidale)*
lacuna	-ae	f.	Vertiefung, Lücke	*Lacuna vasorum = Durchtrittsstelle für Gefäße an der Leiste*
ligamentum	-i	n.	Band	*besteht aus zugfestem Bindegewebe*
linea	-ae	f.	Linie	*Linea alba (derber weißer Sehnenstreifen) in der vorderen Medianlinie vom Schwertfortsatz zur Schambeinfuge*
locus	-i	m.	Ort	*Locus Kiesselbachii: häufiger Ort des Nasenblutens*
lumbus	-i	m.	Lende	*= der untere Rückenteil zwischen Rippenbogen u. Darmbeinkamm*
luna	-ae	f.	(halb-) mondförmige Struktur	*Os lunatum = ein halbmondförmiger Knochen in der Mitte der proximalen Handwurzelreihe*
mandibula	-ae	f.	Unterkiefer	*Denken Sie an den Zahnarzt.*
maxilla	-ae	f.	Oberkiefer	*s.o.*
manubrium	-i	n.	Handgriff	*Teil des Sternum (Brustbeins)*
membrana	-ae	f.	dünne Haut, Membran	*Membrana interossea zwischen Tibia und Fibula*

metacarpus	-i	m.	Mittelhand	*zwischen Handwurzel (Carpus) u. Fingern*
musculus	-i	m.	Muskel, Mäuslein	*abgekürzt: M. (Sg.); Mm. (Pl.)*
nucha	-ae	f.	Nacken	*Ligamentum nuchae = Nackenband*
olecranon	-i	n.	Ellenbogenhöcker (an der Ulna)	*Olecranon ulnae*
patella	-ae	f.	Kniescheibe	*Ligamentum patellae*
pirum	-i	n.	Birne	*Adj.: piriformis (m., f.), -e (n.) = birnenförmig*
pisum	-i	n.	Erbse	*Adj.: pisiformis (m., f.), -e (n.) = erbsenförmig*
planta	-ae	f.	Fußsohle	*Plantarflexion: Absenken des Fußes in Richtung Boden*
radius	-i	m.	Speiche (Unterarmknochen), Strahl	*Die Speiche eines Rades bestimmt dessen Radius*
rima	-ae	f.	Spalte, Ritze	*Rima ani = Afterrinne*
scapula	-ae	f.	Schulterblatt	*Spina scapulae = Schultergräte*
spina	-ae	f.	Dorn, Rückgrat	*Spina iliaca = Darmbeinstachel; „Spinalkanal" = Rückenmarkskanal*
sternum	-i	n.	Brustbein	*Manubrium sterni*
stratum	-i	n.	Decke, Zellschicht	*Stratum basale = Basalschicht (unterste Schicht) der Haut*
stylus	-i	m.	Griffel	*Processus styloideus = Griffelfortsatz (z.B. an Radius und Ulna)*
talus	-i	m.	Sprungbein	*Trochlea tali = Sprungbeinrolle*

tarsus	-i	m.	Fußwurzel, Bindegewebsplatte des Augenlids	*tarsal = zur Fußwurzel gehörend*
tibia	-ae	f.	Schienbein	*Corpus tibiae*
trochlea	-ae	f.	Rolle	*Trochlea humeri = walzenförmiger Gelenkkörper am distalen Humerusende*
tunica	-ae	f.	Hülle, Gewebsschicht	*Tunika: römisches Kleidungsstück für Männer und Frauen*
ulna	-ae	f.	Elle	*Elle: kleinfingerseitiger Unterarmknochen*
vertebra	-ae	f.	Wirbelknochen	*Columna vertebralis = Wirbelsäule*

Die a- und o- Deklination (Diminutive)[19]

acetabulum	-i	n.	Hüftgelenkspfanne	*heißt ursprünglich "Essigpfännchen", da die Hüftgelenkspfanne wie ein solches aussieht, nannte man sie "Acetabulum"!*
angulus	-i	m.	Winkel	*Angulus costae = Bereich der stärksten Krümmung des Rippenkörpers*
auricula	-ae	f.	öhrchenförmige Struktur	*Auricula atrii = Herzohr (Teil des Vorhofs am Herzen)*
axilla	-ae	f.	Achsel, Achselhöhle	*Fieber kann axillar, aber auch rektal gemessen werden.*
clavicula	-ae	f.	Schlüsselbein	*Corpus claviculae*
fasciculus	-i	m.	kleines Bündel	*Faserstrang als Muskel- bzw. Nervenfaserbündel*
fontanella	-ae	f.	Knochenlücke am Schädel von Neugeborenen	*Die 6 Fontanellen schließen sich bis zum 2. Lebensjahr.*

[19] Siehe Kapitel 3.

jugulum	-i	n.	kleines Joch, Höhlung über dem Brustbein	*Vena jugularis (große Halsvene)*
lamella	-ae	f.	dünne Schicht, Plättchen	*Lamellenknochen – der ab dem 2. Lebensjahr den Geflechtknochen ersetzende stabilere Knochen*
navicula	-ae	f.	Kleines Schiff, Kahn	*Os naviculare (Fußknochen)*

Die 3. Deklination

abductor	-oris	m.	(= M. abductor) Abzieher	*M. abductor pollicis longus*
adductor	-oris	m.	(= M. adductor) Anzieher, Zuführer	*M. adductor hallucis, M. adductor pollicis*
arrector	-oris	m.	(= M. arrector) Aufrichter	*existiert nur einmal (M. arrector pili richtet Hauthaar auf → Gänsehaut)*
articulatio	-tionis	f.	Gelenk	*Articulatio acromioclavicularis*
basis	-is	f.	Sockel, Grundlage	*Basis phalangis; Adj.: basalis (m. und f.), -e (n.)*
buccinator	-oris	m.	(= M. buccinator) Wangenmuskel	*gibt es nur einmal.*
cartilago	-ginis	f.	Knorpel	*Cartilago articularis = Gelenkknorpel*
constrictor	-oris	m.	(= M. constrictor) Zusammenzieher, Schnürer	*M. constrictor pharyngis = Schlundschnürer*
corpus	-oris	n.	Körper	*Corpus delicti*
cremaster	-teris	m.	(= M. cremaster), Aufhänger	*gibt es nur einmal (am M. cremaster ist der Hoden aufgehängt)*

depressor	-oris	m.	(= M. depressor) Herabdrücker	*Musculus depressor anguli oris*
detrusor	-oris	m.	(= M. detrusor) (Harn-) Austreiber	*gibt es nur einmal (Kontraktion führt zur Harnentleerung)*
dilatator	-oris	m.	(= M. dilatator) Auseinanderzieher, Erweiterer	*gibt es nur einmal (M. dilatator pupillae weitet die Pupille)*
erector	-oris	m.	(= M. erector) Aufrichter	*gibt es nur einmal (Musculus erector spinae = richtet Wirbelsäule auf)*
extensor	-oris	m.	(= M. extensor) Streckmuskel	*Musculus extensor digitorum = streckt Finger*
extremitas	-tatis	f.	Gliedmaße (= membrum), äußerstes Ende *eines Organs oder Knochens*	*Extremitas sternalis (der Clavicula)*
femur	femoris	**n.**	Oberschenkelknochen	*Adj.: femoralis, -is, -e*
flexor	-oris	m.	(= M. flexor) Beugemuskel	*M. flexor digitorum longus*
foramen	-inis	n.	Loch, Lücke, Öffnung	*Foramen infrapiriforme (unterhalb des M. piriformis in der Glutäalregion)*
homo	hominis	m.	Mensch, Mann	*nicht verwechseln mit „homoio“ (gleich, ähnlich)*
levator	-oris	m.	(= M. levator) Hebemuskel	*M. levator ani*
margo	marginis	m.	Rand	*Margo medialis = der mediale Rand einer Struktur*
masseter	-teris	m.	(= M. masseter) Kaumuskel	*Eine Funktion des M. masseter ist der Mundschluss.*
obturator	-oris	m.	(= M. obturator) Verstopfer	*Der M. obturator verschließt das Hüftloch.*

origo	originis	f.	Ursprung	*Muskelursprung*
pars	partis	f.	Teil, Abschnitt	*Pars ossea = knöcherner Teil der Nasenscheidewand*
pecten	pectinis	m.	Kamm, Grat	*nur: Pecten ossis pubis = Knochenkamm des Schambeins*
poples	poplitis	m.	Kniekehle	*Nom. Sg. „poples“ wird nicht benutzt.*
pronator	-oris	m.	(= M. pronator) Einwärtsdreher, Einwärtsdrehermuskel	*einen M. pronator gibt es mehrfach (Gegenspieler: M. supinator)*
regio	-ionis	f.	Körperregion	*Regiones dorsi = Rückenregionen*
rotator	-oris	m.	(= M. rotator) Drehmuskel	*nur im Pl.: Mm. rotatores (Rückenmuskeln)*
sphincter	-teris	m.	(= M. sphincter) Schließmuskel	*M. sphincter pupillae, M. sphincter urethrae*
sudor	-oris	m.	Schweiß	*Glandulae sudoriferae = Schweißdrüsen*
supinator	-oris	m.	(= M. supinator) Auswärtsdrehermuskel	*es gibt nur einen M. supinator (supiniert den Vorderarm (**Sup**pe löffelt man mit einer Auswärtsdrehung))*
tendo	tendinis	m.	Sehne	*Tendo calcaneus = Achillessehne*
tensor	-oris	m.	(= M. tensor) Spannmuskel	*Spannmuskeln gibt es mehrere*
trochanter	-teris	m.	Umlaufhügel	*existiert nur am Femur: Trochanter major und Trochanter minor*

tuberositas	-tatis	f.	Höcker, Buckel, Knochenrauhigkeit	*ähnliche Strukturen: Eminentia, Tuberculum, Processus, Tuber*
vomer	-eris	m.	Pflugschar, Pflugscharbein	*knöcherner Teil des Septum nasi (= Nasenscheidewand)*

Ausnahmen (von der Geschlechterregel)

hallux	hallucis	**m.**	Großzehe	*pollex = Daumen*
index	indicis	**m**	Zeigefinger	*der Index in einem Buch*
inguen	inguinis	**n.**	Leiste	*regio inguinalis = Leistengegend*
pollex	pollicis	**m.**	Daumen	*hallux, -cis m. = Großzehe*
thorax	thoracis	**m.**	Brustkorb	*Thoraxchirurgie*
tuber	tuberis	**n.**	Höcker, Buckel	*ähnliche Strukturen: Ementia, Tuberculum, Processus, Tuberositas*

Weitere Deklinationen

i-Stämme, Mischformen

atlas	atlantis	m.	erster Halswirbel	*urspr. der Träger des Himmels (gr. Mythos)*
axis	axis	m.	Achse, zweiter Halswirbel	*Der Axis ist die Drehachse für den ersten Halswirbel (Atlas).*
cutis	cutis	f.	Haut	*besteht aus Oberhaut (Epidermis) und Lederhaut (Dermis, Corium)*
ilia (Nom. Pl.)	ilium (Gen. Pl.)	n.	„Weichen“	*Nom. Pl. von ile, ilis n.= Unterleib* *Adj. iliacus = zum Darmbein gehörig* *Unterscheide il**i**um und il**e**um (= Krummdarm)*

mons	montis	m.	Berg, Vorwölbung	*Mons pubis = Schamhügel*
os	ossis	n.	Knochen	*os, oris, n. = Mund,* *os, ossis, n. = Knochen,* *ora, orae, f. = Rand, Saum*
pelvis	pelvis	f.	Becken	*auch Pelvis renalis*
phalanx	phalangis	f.	knöchernes Glied eines Fingers, einer Zehe	*proximalis: Grundglied* *media: Mittelglied* *distalis: Endglied*
thenar	thenaris	n.	Daumenballen	*Hypothenar: Kleinfinger-ballen*
unguis	unguis	m.	Fingernagel, Zehennagel	*Unguis incarnatus: einge-wachsener Nagel*

Die u-Deklination

genu	-us	n.	Knie	*Genu varum = O-Beine*
manus	-us	f.	Hand	*!!! Ausnahme: Femininum der u-Deklination!!!* *manuell = per Hand gefer-tigt*
processus	-us	m.	Vorsprung, Fortsatz	*ähnliche Strukturen: Ementia, Tuberculum, Tuber, Tuberositas*

2. Vokabeln kardio-vaskuläres und respiratorisches System

Die a- und o- Deklination

aorta	-ae	f.	Hauptschlagader	*wird in mehrere Abschnitte unterteilt (z.B. Aorta thoracica, Aorta abdominalis)*
arteria	-ae	f.	Schlagader	*A.; Aa.*
atrium	-i	n.	Vorhof	*Atrium cordis = Herzvorhof*
bronchus	-i	m.	Ast der Luftröhre (Trachea)	*Trachea – Bronchus – Bronchiolus – Alveolus*
caverna	-ae	f.	Höhle	*Lungenkaverne bei Tuberkulose*
fenestra	-ae	f.	Fenster, Öffnung	*fenestrierte Gefäße sind mit kleinen Öffnungen / Fenstern versehen*
hilum (auch hilus, i m.)	-i	n.	Einbuchtung	*Hilum pulmonale = Lungeneinbuchtung (hier treten Gefäße und Nerven in den Lungenflügel ein)*
isthmus	-i	m.	Enge	*Isthmus aortae, Isthmus von Korinth*
lobus	-i	m.	Lappen	*Lobus inferior pulmonis = der untere Lappen eines Lungenflügels*
mediastinum	-i	n.	Mittelfellraum	*zwischen den beiden Brusthöhlen gelegener Raum im Brustkorb*
nodus	-i	m.	Knoten	*Nodus atrioventricularis (AV-Knoten im Herz)*
ostium	-i	n.	Mündung, Eingang	*Ostium primum = Verbindung zwischen den Vorhöfen des Herzens (embryolog.)*

pleura	-ae	f.	Brustfell	*aus zwei Blastemen: Pleura parietalis und Pleura pulmonalis*
segmentum	-i	n.	Abschnitt, Teil	*die Lunge wird anatomisch in Segmente eingeteilt.*
septum	-i	n.	Querwand, Scheidewand	*Septa trennen im Herzen den linken vom rechten Vorhof (Septum interatriale), die linke von der rechten Kammer (Septum interventriculare) und die Vorhöfe von den Kammern (Septum atrioventriculare).*
thymus	-i	m.	Bries, Thymus	*Organ im Mediastinum (Prägungsort für T-Lymphozyten)*
tonus	-i	m.	Spannung, Druck	*Hypertonus (Gefäße, Muskeln)*
trachea	-ae	f.	Luftröhre	*Tracheotomie = Luftröhrenschnitt*
truncus	-i	m.	Rumpf, Stamm (von Gefäßen und Nerven)	*Truncus coeliacus = zur Bauchhöhle gehörender Gefäßstamm*
valva	-ae	f.	Klappe	*Valvae cordis = Herzklappen*
vena	-ae	f.	Blutader, Vene	*V.; Vv.*

Die a- und o- Deklination (Diminutive)[20]

alveolus	-i	m.	Mulde, (Lungen-) Bläschen	*Alveole*
lunula	-ae	f.	kleiner Mond, halbmondförmiges Feld am Nagel	*Strukturen an der Aorten- und Pulmonalklappe*
trabecula	-ae	f.	kleiner Balken	*Trabeculae splenicae = die zur Milz gehörenden kleinen Balken*
ventriculus	-i	m.	Magen, Kammer	*Herz-, Gehirnkammer*

[20] Siehe Kapitel 3.

Die 3. Deklination

apex	apicis	m.	Spitze	*Apex pulmonis = die das Schlüsselbein überragende Lungenspitze;* *etwas liegt apikal*
carotis	carotidis	f.	(= A. carotis) Halsschlagader	*die Karotis*
cor	cordis	n.	Herz	*präkordialer Faustschlag*
cuspis	cuspidis	f.	Zipfel, Spitze	*Struktur an Klappen zwischen Herzvorhöfen und -kammern*
pulmo	pulmonis	m.	Lunge	*Pulmo dexter/sinister = rechter/linker Lungenflügel* *Adj.: pulmonalis, -e = zur Lunge gehörend*
spiratio	-onis	f.	Atmung	*Spirit!*
vas	vasis	n.	Gefäß	*Beachte! Der Plural wird nach der o-Deklination gebildet: vasa, vasorum*
vortex	vorticis	m.	Wirbel	*Vortex cordis (wirbelförmige Muskelfasernanordnung an der Herzspitze)*

Weitere Deklinationen und Ausnahmen

Die u-Deklination

arcus	-us	m.	Bogen	*Arcus aortae*
pulsus	-us	m.	Puls	*Pulsus durus (harter Puls) bei Bluthochdruck*
sinus	-us	m.	Ausbuchtung, Hohlraum	*Sinus aortae*

Vokabeln Lage- und Richtungsbezeichnungen (Wdh.)

Vokabel[21]	Gen. sg.[22]	Übersetzung	*Erläuterung / Eselsbrücken*
ante		vor	*ante Christum natum = vor Christi Geburt*
anterior, -ior, -ius	-ioris	der vordere, weiter vorn gelegene	*Musculus tibialis anterior = vorderer Schienbeinmuskel*
post		hinter, nach	*post Christum natum = nach Christi Geburt*
posterior, -ior, -ius	-ioris	der hintere, weiter hinten gelegene	*Musculus tibialis posterior = hinterer Schienbeinmuskel*
infra		unterhalb	*infrarotes Licht = Licht mit einer Wellenlänge unterhalb des Rotspektrums*
inferior, -ior, -ius	-ioris	der untere, weiter unten gelegene	*der Superlativ lautet: imus, -a, -um (der unterste)*
supra		oberhalb	*super!*
superior, -ior, -ius	-ioris	der obere, weiter oben gelegene	*der Superlativ lautet: supremus, -a, -um (der oberste)*
intra		innerhalb	*ein intravenös appliziertes Medikament wirkt innerhalb der Vene.*
interior, -ior, -ius	-ioris	der innere, weiter innen gelegene	*Interieur = Inneneinrichtung des Hauses* *der Superlativ lautet: intimus, -a, -um (der innerste) vgl. intimste Gedanken*
cranialis, -is, -e	-is	kopf-/ schädelwärts gelegen	*cranium = der Schädel*
caudalis, -is, -e	-is	schwanz-/ steißwärts gelegen	*cauda = der Schwanz, Schweif*

[21] Grundwort im Maskulinum, -Endung im Femininum, -Endung im Neutrum.
[22] Die **Genitiv Singular Endung** ist für alle drei Geschlechter **gleich** (siehe Deklinationen).

proximalis, -is, -e	-is	rumpfnah gelegen	*im Englischen auch: proxy und approximately*
distalis, -is, -e	-is	rumpffern gelegen	*Distanz*
frontalis, -is, -e	-is	zur Stirn hin gelegen	*Frontalzusammenstoß*
occipitalis, -is, -e	-is	zum Hinterkopf hin gelegen	*Os occipitale = das Hinterhauptsbein* *okzipital*
rostralis, -is, -e	-is	zum „Schnabel", Mund hin gelegen	*rostral*
ventralis, -is, -e	-is	zum Bauch hin gelegen	*venter, -ris m. = der Bauch*
dorsalis, -is, -e	-is	zum Rücken / Hand- oder Fußrücken hin gelegen	*dorsum, -i n. = der Rücken*
palmaris, -is, -e	-is	zur Handfläche hin gelegen	*Musculus palmaris = der Hohlhandmuskel*
plantaris, -is, -e	-is	zur Fußsohle hin gelegen	*Plantarflexion = Abwärtsbeugung des Fußes*
radialis, -is, -e	-is	1. speichenwärts gelegen 2. strahlenförmig	*1. Arteria radialis* *2. Radiologie*
ulnaris, -is, -e	-is	ellenwärts gelegen	*Arteria ulnaris*
lateralis, -is, -e	-is	seitlich gelegen	*ipsilateralis, -is, -e = auf die gleiche Seite bezogen, auf der gleichen Seite liegend.* *contralateralis, -is, -e = auf die gegenüberliegende Seite bezogen, auf der gegenüberliegenden Seite liegend*
medialis, -is, -e	-is	zur Mitte hin gelegen	*medial*

parietalis, -is, -e	-is	zur Wand hin gelegen	*parietal*
visceralis, -is, -e	-is	zu den Eingeweiden hin gelegen	*von viscera, -erum, n. = Eingeweide*
superficialis, -is, -e	-is	oberflächlich gelegen	*M. flexor digitorum superficialis = der oberflächliche Fingerbeuger*
sagittalis, -is, -e	-is	in „Pfeilrichtung" gelegen	*sagitta, -ae, f. = der Pfeil*

Vokabel[23]	**Gen. sg.**[24]	**Übersetzung**	***Erläuterung / Eselsbrücken***
dexter, -tra, -trum	-i, -ae, -i	rechts	*Dextrose = Glucose = rechtsdrehender Traubenzucker*
sinister, -tra, -trum	-i, -ae, -i	links	*eine „linke" (= sinistre) Person*
medianus, -a, -um	-i, -ae, -i	genau in der Mittellinie liegend	*Linea mediana = die Mediosternallinie über der Mitte des Brustbeines*
(inter) medius, -a, -um	-i, -ae, -i	in der Mitte (von dreien) liegend, mittlerer	*Musculus vastus intermedius = der mittlere breite Muskel*
internus, -a, -um	-i, -ae, -i	innen gelegen	*Musculus obliquus internus abdominis = der innere schräge Bauchmuskel*
externus, -a, -um	-i, -ae, -i	außen gelegen	*Musculus obliquus externus abdominis = der äußere schräge Bauchmuskel*
profundus, -a, -um	-i, -ae, -i	In der Tiefe gelegen	*Nervus fibularis profundus = der in der Tiefe liegende Wadenbeinnerv*

[23] Grundwort im Maskulinum, -Endung im Femininum, -Endung im Neutrum.
[24] Die **Genitiv Singular Endung** ist für die drei Geschlechter **unterschiedlich** (siehe Deklinationen).

3. Vokabeln Gastrointestinaltrakt und Urogenitalsystem

Die a- und o- Deklination

amnion	-i	n.	Embryonalhülle	*Amnioninfektionssyndrom: Die Infektion der Fruchthöhle bedeutet Gefahr für Mutter und Kind!*
antrum	-i	n.	Höhle, Grotte	*Antrum abdominalis = Bauchhöhle*
anus	-i	m.	Ring, After	*Anus prater = künstlicher Darmausgang (Stoma)*
area	-ae	f.	Fläche, Bezirk	*Area nuda = "nackte" (nicht vom Bauchfell bedeckte) Fläche der Leber*
bursa	-ae	f.	Beutel, Schleimbeutel, Gewebstasche	*Bursa omentalis = Bauchfelltasche*
cardia	-ae	f.	Magenmund	*in abgeleiteter Form auch Bedeutung „Herz", z.B. „kardial"*
cavum	-i	n.	Höhlung, Hohlraum	*Cavum uteri = Gebärmutterhöhle*
chorion	-i	n.	Hülle, äußerste Haut des Keimlings	*Chorion(zotten)biopsie: Gewebeentnahme für genetische Untersuchungen ab der 11. Schwangerschaftswoche*
colon	-i	n.	Grimmdarm	*Duodenum→Jejunum→Ileum→**Colon***
curvatura	-ae	f.	Bogen, Krümmung	*Curvatura ventriculi = Magenkrümmung*
duodenum	-i	n.	Zwölffingerdarm	***Duodenum**→Jejunum→Ileum→Colon* *Das Duodenum hat eine Länge von zwölf aneinander gelegten Fingern (duodecim = 12)*
flexura	-ae	f.	Biegung	*Flexura coli*
fundus	-i	m.	Grund eines Organs, Boden	*Fundus vesicae = Blasenboden*

haustrum	-i	n.	Schöpfeimer, Ausbuchtung	*wird nur als Plural benutzt: Haustra coli*
ileum	-i	n.	Krummdarm	*Duodenum→Jejunum→**Ileum**→Colon*
intestinum	-i	n.	Darm	*Intestinum crassum = Dickdarm (besteht aus Caecum, Colon, Rectum)* *Intestinum tenue = Dünndarm (besteht aus Duodenum, Jejunum, Ileum)*
jejunum	-i	n.	Leerdarm	*Duodenum→**Jejunum**→Ileum→Colon*
mamma	-ae	f.	Brust	*Glandula mammaria = Brustdrüse*
nephros	-i	m.	Niere	*als **nephron**, **-i, n.**, bezeichnet man die funktionelle Einheit des Nierenkörperchens (Physiologie, Anatomie)*
oesophagus	-i	m.	Speiseröhre	*Ösophagus*
omentum	-i	n.	Netz	*Omentum majus = großes Netz (ungenaue Übersetzung)*
ovarium	-i	n.	Eierstock	*von ovum, -i, n. = Ei*
perineum	-i	n.	Damm	*Weichteilbrücke zwischen Anus und Scrotum/Schamlippen + Vagina*
plica	-ae	f.	Falte	*Plicae gastricae = zum Magen gehörende Falten*
porta	-ae	f.	Pforte, Tür	*Porta hepatis = Leberpforte (Gefäßeintrittsstelle der Leber)*
preputium	-i	n.	Vorhaut, Präputium	*Beschneidung: Entfernung des Präputiums*
prostata	-ae	f.	Vorsteherdrüse	*Prostata*
pylorus	-i	m.	Magenpförtner (= Magenausgang)	*Adj.: pyloricus*
rectum	-i	n.	Mastdarm	*letzter Teil des Dickdarms (vorher: Colon sigmoideum)*
rima	-ae	f.	Spalte, Ritze	*Rima ani = Afterrinne*

scrotum	-i	n.	Hodensack	*das Skrotum*
spatium	-i	n.	Raum, Zwischenraum	*Spatium pararectale = Bindegewebsraum um den Mastdarm*
taenia	-ae	f.	Band, Streifen	*Taeniae coli = Längsmuskulatur am Grimmdarm*
tuba	-ae	f.	Trompete	*Tuba uterina = Eileiter*
tubus	-i	m.	Röhre	*Tubuli renales = Nierenröhrchen – Achtung: Diminutiv!*
umbilicus	-i	m.	Nabel	*umbilikal: zur Nabelschnur gehörend*
urethra	-ae	f.	Harnröhre	*Harn: Niere → Harnleiter (Ureter) → Harnblase → Harnröhre (**Urethra**)*
urina	-ae	f.	Harn, Urin	*Ureter = Harnleiter*
uterus	-i	m.	Gebärmutter	*Cavum uteri = Gebärmutterhöhle*
vagina	-ae	f.	weibl. Scheide, Gleithülle	*Vagina synovialis tendinis = Sehnenscheide*
vesica	-ae	f.	Blase	*Vesica urinaria = Harnblase; Vesica fellea = Gallenblase*
vestibulum	-i	n.	Vorhof	*Vestibulum oris = Mundvorhof;* *Vestibularapparat = Gleichgewichtsorgan im Ohr*

Die a- und o- Deklination (Diminutive)

ampulla	-ae	f.	Ausbuchtung, kleine Flasche	*Ampulla recti (Dehnung führt zu Stuhldrang)*
capsula	-ae	f.	Behältnis, Kapsel	*Capsula fibrosa = Bindegewebskapsel, die die einzelnen Organe umgibt*
funiculus	-i	m.	kleines Seil, Gewebsstrang, Nervenstrang	ähnliche Begriffe: fasciculus, tractus
glandula	-ae	f.	Drüse	*Glandula mammaria = Brustdrüse*
mamilla	-ae	f.	Brustwarze, Mamille	*Mamma = weibliche Brust*

papilla	-ae	f.	kleine Warze	*z. B. Papilla duodeni major (Erhebung am Duodenum durch Mündung von Gallen- und Bauchspeicheldrüsen-gang)*
testiculus	-i	m.	kleiner Hoden	*von testis, testis m = Hoden*

Die 3. Deklination

abdomen	-inis	n.	Bauch, Unterleib	*Adj.: abdominalis, -e*
appendix	-icis	f.	Anhangsgebilde	*Appendix vermiformis = wurmförmiger Anhang (Ort der „Blinddarmentzündung" (Appendizitis))*
calix	-cis	m.	Becher, Schale, Kelch	*Calices renales = Nierenkel-che*
cervix	-cis	f.	Hals	*auch: Halsteil von Organen (z.B. Cervix uteri)*
clitoris	-idis	f.	Kitzler, Klitoris	*Glans clitoridis*
glomus	glomeris	n.	Knoten, Knäuel (aus Nerven oder Gefäßen)	*Glomeruli renales*
lien	-is	m.	(= splen) Milz	*Adj.: lienalis, -e = zur Milz gehörend*
ren	-is	m.	Niere	*Adj.: renalis, -e = zur Niere gehörend*
semen	-inis	n.	Samen, Keim	*Tubulus seminiferus = sa-menführendes Kanälchen*
sigma	-tis	n.	griech. "S"; Abkürzung für Colon sigmoideum	Colon ascendens - C. trans-versum - C. descendens - C. sigmoideum
sphincter	-teris	m.	(= M. sphincter) Schließmuskel	*M. sphincter ani = After-schließmuskel*
splen	-is	m.	(= lien) Milz	*einen „Spleen" haben*

ureter	-is	m.	Harnleiter	*Harn: Niere → **Ureter** → Harnblase → Urethra*

Ausnahmen (von der Geschlechterregel)

embryo	embryonis	**m.**	Leibesfrucht (ungeboren)	*unterscheide Embryo - Fetus (ab 9. Schwangerschaftswoche)*
hymen	hyminis	**m.**	Jungfernhäutchen	*Hymenaios: griech. Hochzeitsgott*
pancreas	pancreatis	**n.**	Bauchspeicheldrüse	*Adj.: pancreaticus*
venus	veneris	**f.**	Liebesgöttin	*Venerologie: Lehre von den Geschlechtskrankheiten*

Weitere Deklinationen und Ausnahmen

i-Stämme, Mischformen

bilis	bilis	f.	(= fel) Galle	*biliär*
fel	fellis	n.	(= bilis) Galle	*Vesica fellea = Gallenblase*
glans	glandis	f.	(1) Eichel (2) als Diminutiv glandula = Drüse	*(1) Glans clitoridis, penis* *(2) Glandulae duodenales*
hepar	hepatis	n.	Leber	*Hepatitis A, B, C usw.*
mensis	mensis	m.	Monat	*Pl.: monatliche Regel*
penis	penis	m.	männl. Glied	*Penisneid*
pubes	pubis	f.	Schambehaarung	*Pubertät*
rete	retis	n.	Netz	*Rete testis*
testis	testis	m.	Hoden	*Testosteron*
venter	ventris	m.	(Muskel-) Bauch	*als Diminutiv ventriculus = kleiner Bauch = Magen/Hirnkammern*

Die u-Deklination

ductus	-us	m.	Gang	*Ductus alveolaris (Lunge), Ductus hepaticus (Leber) usw.*
fetus	-us	m.	Leibesfrucht	*Fötus*
hiatus	-us	m.	Öffnung	*Hiatus aorticus (Öffnung im Zwerchfell für die Aorta)*
introitus	-us	m.	Eingang	*Introitus vaginae*
recessus	-us	m.	Ausbuchtung, Tasche	*Recessus costodiaphragmaticus = Zwerchfell-Rippen-Winkel*
sinus	-us	m.	Ausbuchtung, Tasche	*Sinus caroticus = Ausbuchtung an der Halsschlagader*
situs	-us	m.	Stellung, Lage	*Situs = Lage von Organen im Körper*

4. Vokabeln Adjektive

Adjektivsuffixe (Wdh.)

Suffix	**Beispiele / Adjektivbildung**	***Beispiele / Fachausdrücke***
Zugehörigkeit, Lage		
-acus, -a, -um	cardiacus, a, um (cardia, ae, f.)	*Ostium* ***cardiacum*** *- die zum Magenmund gehörende Öffnung, Magenmundöffnung*
-arius, -a, -um	coronarius, a, um (corona, ae f.)	*Arteria* ***coronaria*** *- die zum (Herz)kranz gehörende Schlagader*
-ēus, -a, -um (gr.)	tarseus, a, um (tarsus, i m.)	*Arteria* ***tarsea*** *- die zur Fußwurzel gehörende Schlagader, Fußwurzelarterie*
-icus, -a, -um (gr.)	pyloricus, a, um (pylorus, i m.)	*Antrum* ***pyloricum*** *- die zum Magenausgang gehörende Höhle*
-inus, -a, -um	uterinus, a, um (uterus, i m.)	*Arteria* ***uterina*** *- die zur Gebärmutter gehörende Schlagader, Gebärmutterarterie*
-alis, -is, -e [25]	lingualis, a, um (lingua, ae f.)	*Nervus* ***lingualis*** *- der zur Zunge gehörende Nerv*
-aris, -is, -e [25]	articularis, is, e (artus, us, m, Gelenk)	*Discus* ***articularis*** *- die zum Gelenk gehörende Scheibe, Zwischengelenksscheibe (z.B. Meniskus)*

[25] In der klinischen Fachsprache können -alis und -aris gelegentlich auch die Bedeutung „Formähnlichkeit" haben.

Fülle		
-lentus, -a, -um	purulentus, a, um (pus, puris n.)	*Meningitis* ***purulenta*** *- die eiterreiche (eitrige) Hirnhautentzündung*
-osus, -a, -um	pulposus, a, um (pulpa, ae f.)	*Nucleus* ***pulposus*** *- der mit (weichem) Mark gefüllte Kern, Gallertkern*
Stoff- und Formähnlichkeit, **Beschaffenheit**		
-eus, -a, -um (lat.)	vitreus, a, um (vitrum i n., Glas)	*Corpus* ***vitreum*** *- der glasähnliche Körper, Glaskörper*
-formis, -e	vermiformis, e	*Appendix* ***vermiformis*** *- wurmförmiges Anhangsgebilde, Wurmfortsatz*
-(o)ideus, -a, -um (gr.)	mastoideus, a, um (mastos (gr.) = (Brust-)Warze)	*Processus* ***mastoideus*** *- der (brust-)warzenähnliche Fortsatz, Warzenfortsatz*
Träger-eigenschaft		
-fer(us), -fera, -ferum	lactiferus, a, um (**lac, lactis n.**, S. 136)	*Ductus* ***lactiferus*** *- der milchführende Gang, Milchgang*

versehen sein mit etwas		
-atus, -a, -um	hamatus, a, um (hamus, i. m)	*Os* ***hamatum*** *- der mit einem Haken versehene Knochen, Hakenbein*
Ergebnis eines Vorgangs[26], Ähnlichkeit		
-atus, -a, -um	obturatus, a, um (obturare)	*Foramen* ***obturatum*** *- die verstopfte Öffnung*
	lunatus, a, um (luna, ae. f.)	*Os* ***lunatum*** *- der (halb)mondförmige Knochen, Mondbein*
Fähigkeit, Möglichkeit[27]		
-ivus, -a, -um	incisivus, a, um (incidere)	*Dens* ***incisivus*** *- der zum Schneiden fähige Zahn, Schneidezahn*
-orius, -a, -um	obturatorius, a, um (obturare)	*Musculus* ***obturatorius*** *- der verstopfende Muskel*
-bilis, -is, -e	mobilis, is, e (movere)	*Ren mobilis* *- die bewegliche Niere, Wanderniere*

[26] Vielfach Verben, Partizip Perfekt.
[27] Vielfach Verben, Partizip Präsens.

Adjektive der a- und o- Deklination

accessorius, -a, -um	-i, -ae, -i	m., f., n.	hinzukommend	*N. accessorius*
acutus, -a, -um	-i, -ae, -i	m., f., n.	scharf, akut	*akut*
adventitius, -a, -um	-i, -ae, -i	m., f., n.	hinzukommend, von außen umgebend	*die Adventitia ist die äußere Schicht der Wand eines Blutgefäßes*
benignus, -a, -um	-i, -ae, -i	m., f., n.	gutartig	*ein gutartiger Tumor wird als benigne bezeichnet (bösartig = maligne)*
caecus, -a, -um	-i, -ae, -i	m., f., n.	blind	*Caecum = Coecum = Cecum = Blinddarm (unterscheide von Appendix vermiformis)*
cavus, -a, -um	-i, -ae, -i	m., f., n.	hohl	*Vena cava = Hohlvene*
coronarius, -a, -um	-i, -ae, -i	m., f., n.	kranzartig	*die Koronarien = Herzkranzgefäße* *CORONA Pils in der Krone.*
crassus, -a, -um	-i, -ae, -i	m., f., n.	dick, stark	*Intestinum crassum = Dickdarm* *„Ist das krass“*
deciduus, -a, -um	-i, -ae, -i	m., f., n.	hinfällig	*die Decidua = innere Schicht der Uterusschleimhaut (Schwangerschaft)*
deltoideus, -a, -um	-i, -ae, -i	m., f., n.	deltaförmig	*M. deltoideus*
densus, -a, -um	-i, -ae, -i	m., f., n.	dicht, gehäuft	*density*
durus, -a, -um	-i, -ae, -i	m., f., n.	hart, fest	*Dura mater = die harte Hirnhaut*

gluteus, -a, -um	-i, -ae, -i	m., f., n.	zur Hinterbacke gehörig	*M. gluteus maximus*
latus, -a, -um	-i, -ae, -i	m., f., n.	breit	*auch latus, -eris n. = Seite (Ableitung lateral)*
longus, -a, -um	-i, -ae, -i	m., f., n.	lang	*it was lost long ago ..*
lucidus, -a, -um	-i, -ae, -i	m., f., n.	hell, leuchtend	*luzide*
magnus, -a, -um	-i, -ae, -i	m., f., n.	groß	*Magnus ist groß*
malignus, -a, -um	-i, -ae, -i	m., f., n.	bösartig	*maligne*
mastoideus, -a, -um	-i, -ae, -i	m., f., n.	warzenähnlich	*Processus mastoideus = warzenähnlicher Fortsatz des Schläfenbeins*
mucosus, -a, -um	-i, -ae, -i	m., f., n.	schleimhaltig, voll Schleim	*mukös*
nudus, -a, -um	-i, -ae, -i	m., f., n.	nackt, unbekleidet	*Area nuda = nackte (nicht vom Bauchfell bekleidete) Fläche der Leber*
nutricius, -a, -um	-i, -ae, -i	m., f., n.	ernährend, versorgend	*fruity, delicious and nutricious …*
obliquus, -a, -um	-i, -ae, -i	m., f., n.	schräg, schief	*ein Musculus obliquus hat einen schrägen Verlauf (vgl. Musculus obliquus internus/externus abdominis)*
oblongatus, -a, -um	-i, -ae, -i	m., f., n.	verlängert	*Medulla oblongata = das verlängerte Mark (geht aus dem Rückenmark hervor), enthält lebenswichtige Hirnzentren*

obturatus, -a, -um	-i, -ae, -i	m., f., n.	verstopft	*die Membrana obturatoria verschließt das Foramen obturatum*
parvus, -a, -um	-i, -ae, -i	m., f., n.	klein	*Parvenue = Emporkömmling von geringer Herkunft*
planus, -a, -um	-i, -ae, -i	m., f., n.	platt, eben, flach	*Plan*
proprius, -a, -um	-i, -ae, -i	m., f., n.	allein angehörend, eigen	*Ligamentum ovarii proprium*
pudendus, -a, -um	-i, -ae, -i	m., f., n.	zu den Schamteilen gehörend	*N. pudendus*
rectus, -a, -um	-i, -ae, -i	m., f., n.	gerade	*ein Musculus rectus hat einen geraden Verlauf (vgl. Musculus rectus abdominis)*
rotundus, -a, -um	-i, -ae, -i	m., f., n.	kreisrund	*das Foramen rotundum (Öffnung an der Schädelbasis) ist annähernd kreisrund.*
saphenus, -a, -um	-i, -ae, -i	m., f., n.	verborgen	*V. saphena*
serratus, -a, -um	-i, -ae, -i	m., f., n.	gezackt, gezähnt	*von serra, -ae, f. = Säge; M. serratus*
spurius, -a, -um	-i, -ae, -i	m., f., n.	falsch, unecht	*Costae spuriae = die unteren 5 Rippen ohne direkte Verbindung zum Brustbein*
thyroideus, -a, -um	-i, -ae, -i	m., f., n.	schildförmig	*die Glandula thyroidea sitzt wie ein Schild vor der Trachea*
transversus, -a, -um	-i, -ae, -i	m., f., n.	quer verlaufend	*ein Musculus transversus verläuft quer (vgl. Musculus transversus abdominis)*
trapezius, -a, -um	-i, -ae, -i	m., f., n.	trapezförmig	*Trapez*

tympanicus, -a, -um	-i, -ae, -i	m., f., n.	zur Paukenhöh-le gehörend	*von: tympanon = die Pauke*
vagus, -a, -um	-i, -ae, -i	m., f., n.	umherschwei-fend	*Nervus vagus:* *Nerv mit großem In-nervationsgebiet, das von seiner Austritts-stelle am Schädel bis in das Abdomen reicht.*
valgus, -a, -um	-i, -ae, -i	m., f., n.	krumm, x-förmig verbo-gen	*Genu valgum = X-Beine*
varus, -a, -um	-i, -ae, -i	m., f., n.	auseinander-gebogen, o-förmig gebogen	*Oh, warum habe ich O-Beine (Genu varum)?*
vastus, -a, -um	-i, -ae, -i	m., f., n.	weit, sehr groß	*vast (engl.)*
verus, -a, -um	-i, -ae, -i	m., f., n.	wahr	*in vino veritas*

Ausnahmen bei den Adjektiven der a- und o-Deklination

Siehe S. 53.

asper, -a, -um	-i, -ae, -i	m., f., n.	rauh	*Linea aspera (am Femur)*
sacer, -ra, -um	-i, -ae, -i	m., f., n.	groß, mächtig	*klassisch: heilig; Os sacrum = Kreuzbein*

Adjektive der 3. Deklination

articularis, -is, -e	-is	m., f., n.	zu einem Ge-lenk gehörig	*von articulatio, -ionis, f., das Gelenk*
biceps	bicipitis	m., f., n.	zweiköpfig	*M. biceps*
brevis, -is, -e	-is	m., f., n.	kurz, klein	*Brevier = kurzer Brief*
celer, -is, -e	-is	m., f., n.	schnell	*Pulsus celer*
communis, -is, -e	-is	m., f., n.	gemeinsam	*Kommunismus, A. carotis communis*

fortis, -is, -e	-is	m., f., n.	stark, kräftig	*Baldrian forte (starkes Baldrianpräparat)*
fragilis, -is, -e	-is	m., f., n.	zerbrechlich	*fragil*
fugax	fugacis	m., f., n.	flüchtig, rasch	*Refugium = Zufluchtsort*
gravis, -is, -e	-is	m., f., n.	schwer	*gravierend*
juvenilis, -is, -e	-is	m., f., n.	jugendlich	*juvenil*
levis, -is, -e	-is	m., f., n.	Leicht	*Levis Jeans sind leicht*
mobilis, -is, -e	-is	m., f., n.	beweglich	*Ein Mobile bewegt sich im Luftzug*
mollis, -is, -e	-is	m., f., n.	weich	*moll = weiche Tonart*
omnis, -is, -e	-is	m., f., n.	jeder, all	*ein Omnibus ist ein Gefährt für jeden*
praecox	praecocis	m., f., n.	vorzeitig, verfrüht	*Ejaculatio praecox*
puerilis, -is, -e	-is	m., f., n.	kindlich, knabenhaft	*von puer, -i m.= der Knabe*
quadriceps	quadricipitis	m., f., n.	vierköpfig	*von quattuor = vier, M. quadriceps femoris*
senilis, -is, -e	-is	m., f., n.	greisenhaft, gealtert	*senil*
sensibilis, -is, -e	-is	m., f., n.	empfindlich	*viele sind äußerst empfindlich, wenige aber wirklich sensibel*
simplex	simplicis	m., f., n.	einfach	*simpel*
teres	teretis	m., f., n.	länglich-rund	*Musculus teres major*
triceps	tricipitis	m., f., n.	dreiköpfig	*tri- = Zahlensilbe für drei*
virilis, -is, -e	-is	m., f., n.	männlich	*von vir, viri, m., der Mann*

Partizipien (werden behandelt wie die übrigen Adjektive der 3. Deklination)

abducens	abducentis	m., f., n.	abziehend, wegziehend	*N. abducens (ein Hirnnerv)*
aberrans	aberrantis	m., f., n.	abweichend	vas aberrans = vom normalen Verlauf abweichendes Gefäß
afferens	afferentis	m., f., n.	zuführend, hinführend	*vas afferens*
ascendens	ascendentis	m., f., n.	aufsteigend	*im Französischen: ascenseur = Fahrstuhl*
communicans	communicantis	m., f., n.	verbindend	*Arteria communicans posterior*
confluens	confluentis	m., f., n.	zusammenfließend	*con = mit, zusammen fluere = fließen*
deferens	deferentis	m., f., n.	hinabführend	*Ductus deferens = Samenleiter*
descendens	descendentis	m., f., n.	absteigend	*Colon descendens*
efferens	efferentis	m., f., n.	herausführend	*vas efferens*
formans	formantis	m., f., n.	bildend, formend	*das Format, die Formation*
intermittens	intermittentis	m., f., n.	zeitweilig aussetzend	*intermittierendes VHF (Vorhofflimmern)*
latens	latentis	m., f., n.	verborgen	*latente Gefahr*
migrans	migrantis	m., f., n.	wandernd	*Migrationshintergrund*
obliterans	obliterantis	m., f., n.	zuschmierend, verödend	*obliteriertes Gefäß*
opponens	opponentis	m., f., n.	entgegenstellend	*Opposition*

perforans	perforantis	m., f., n.	durchbohrend, durchlöchernd	*Perforation*
prominens	prominentis	m., f., n.	vorspringend	*Prominenter*
recurrens	recurrentis	m., f., n.	zurücklaufend, wiederkehrend	*re = zurück* *cursus = Lauf*

Griechische Adjektive

allos	anders, fremd	*Allodynie = kurze Berührungen lösen Schmerzen aus*
anisos	ungleich	*Anisokorie*
ankylos	krumm	*Ankylose*
autos	eigen, selbst	*autolog*
brachys	kurz	*Brachydaktylie*
bradys	langsam	*Bradykardie*
glykys	süß	*Glykosurie (Glukosurie)*
heteros	anderer	*heterogen*
homoios	ähnlich	*Homöopathie, Homoioplastik*
homos	gleich	*homonym = gleichseitig*
idios	eigen	*idiopathisch*
isos	gleich	*Isokorie*
kryptos	verborgen	*kryptogen*
kyphos	rückwärts gekrümmt	*Kyphose*
leptos	dünn, fein, zart	*Leptomeninx*
lordos	vorwärts gekrümmt	*Lordose*

makros	groß, lang	*Makroglossie*
mega(lo)s (m.), megale (f.), mega (n.)	groß, gewaltig	*Megacolon*
mikros	klein	*Mikroskop*
nekros	tot	*Nekrose*
neos	jung, neu	*Neoplasie = gewebliche Neubildung (Tumor im engeren Sinn)*
orthos	gerade, normge-recht	*Orthognathie, Orthopädie*
pachys	dick, feist	*Pachydermie*
philos	lieb, freundlich	*lipophil*
presbys	alt (Lebenszeit)	*Presbyakusis = Altersschwerhörigkeit*
pseudes	falsch	*Pseudarthrose*
skleros	hart	*Sklerodermie*
stenos	eng	*Stenose = Verengung von Hohlorganen oder Gefäßen*
stereos	starr, fest	*Stereotypien*
tachys	schnell	*Tachykardie*
tele (Adv.)	fern	*Teleskop*
thermos	warm	*thermophil*
trachys	rauh	*Trachea*
xenos	fremd	*Xenotransplantat, Xenophobie*
xeros	trocken	*Xerodermie*

5. Vokabeln Kopf und Nervensystem

Die a- und o- Deklination

amygdala	-ae	f.	Mandel	*die Amygdala = mandelähnlicher Kern (Struktur im ZNS)*
bucca	-ae	f.	Backe, Wange	*Adj.: buccalis = wangenwärts, zur Wange gehörend*
bulbus	-i.	m.	Zwiebel, Augapfel	*auch Bezeichnung für das verlängerte Mark*
camera	-ae	f.	Augenkammer	*Kamera*
capillus	-i	m.	Kopfhaar	*pilus, -i, m. = Haar*
cerebrum	-i	n.	Großhirn, Gehirn	*ebenso: Encephalon = Gehirn*
cilium	-i	n.	Wimper, Flimmerhaar	*Bsp. für Flimmerhaar: Cilia olfactoria ("Riechhaare")*
cochlea	-ae	f.	Schnecke (des Innenohrs)	*Der innere Ohrkanal wie eine Schnecke zusammengerollt.*
collum	-i	n.	Hals; halsförmige Struktur	*ebenso: Cervix = Hals*
concha	-ae	f.	Muschel	*Conchae nasales = Nasenmuscheln*
cranium	-i	n.	Schädel	*kranial – kaudal*
crypta	-ae	f.	Einsenkung	*Cryptae tonsillares = die zu den Mandeln gehörenden Krypten*
discus	-i	m.	Scheibe	*Discus intervertebralis = Bandscheibe*
encephalon	-i	n.	Gehirn	*die ZNS-Strukturen oberhalb des Rückenmarks*
fibra	-ae	f.	Faser	*Fibrae arcuatae = bogenförmige Nervenfasern*

filum	-i	n.	Faden	*Filum terminale = Endfaden des Rückenmarks*
fissura	-ae	f.	Spalte	*Fissura orbitalis superior*
fovea	-ae	f.	Grube	*Fovea centralis = Sehgrube des Auges (Stelle schärfsten Sehens)*
ganglion	-i	n.	Nervenknoten, Überbein	*Ganglion spinale (Nervenknoten im Verlauf der Rückenmarksnerven)*
gyrus	-i	m.	(Hirn-)Windung	*Gyrus cerebri*
labium	-i	n.	Lippe, Rand (paarig)	*Labium inferius et superius (Ober- und Unterlippe des Mundes); vgl. Labrum = Lippe einer Gelenkpfanne*
lamina	-ae	f.	Platte, Gewebsschicht	*Lamina tectalis = Vierhügelplatte als Dach des Mittelhirns*
limbus	-i	m.	Rand, Saum	*Limbus corneae = Rand der Hornhaut (am Auge)*
lingua	-ae	f.	Zunge	*auch sublingual lassen sich Medikamente applizieren*
macula	-ae	f.	Fleck	*Macula lutea = gelber Fleck (am Auge), darin: Fovea centralis*
malleus	-i	m.	Hammer	*Gehörknöchelchen: stapes (Steigbügel), incus (Amboß) malleus (Hammer)*
medulla	-ae	f.	Mark	*Medulla oblongata (verlängertes Mark)*
mentum	-i	n.	Kinn	*Protuberantia mentalis*
mucus	-i	m.	Schleim	*muköse (schleimproduzierende) Drüsen in der Mundhöhle*
nasus	-i	m.	Nase	*Nasal*

nervus	-i	m.	Nerv	*N.; Nn.*
nucleus	-i	m.	Kern	*Nuklearmacht*
oculus	-i	m.	Auge	*Okulomotorik = Augenmuskelbewegungen*
palatum	-i	n.	Gaumen	*Palatschinken – eine Gaumenfreude!*
pallium	-i	n.	(Hirn-)Mantel	*apallisches Syndrom* *Palliative Therapie: nicht kurative, lindernde Behandlung*
palpebra	-ae	f.	Augenlid	*Adj.: palpebralis, -e*
pilus	-i	m.	Haar	*Capilli = Kopfhaare*
ramus	-i	m.	Ast, Zweig	*Gefäß- und Nervenäste*
scala	-ae	f.	Leiter, Treppe (des Innenohrs)	*Scala tympani = Paukentreppe (im Innenohr)*
squama	-ae	f.	schuppenförmig-flacher Knochenteil; Hautschuppe	*Squama frontalis = Stirnbeinschuppe*
substantia	-ae	f.	Stoff, Substanz	*Substantia nigra = schwarze Substanz*
sulcus	-i	m.	Furche	*Sulcus nervi ulnaris*
sutura	-ae	f.	Naht, Verwachsungslinie (am Schädelknochen)	*Sutura frontalis = Frontalnaht*
tectum	-i	n.	Dach	*Tectum mesencephali = Mittelhirndach*
tonsilla	-ae	f.	Organ in Mandelform	*Tonsillae palatinae = Gaumenmandeln („die Mandeln“)*
uvula	-ae	f.	das „Zäpfchen“, allg.: kleine Traube	*im Mund*
velum	-i	n.	Segel	*Velum palatinum = Gaumensegel*

Die a- und o- Deklination (Diminutive)

circulus	-i	m.	von: circus, i, m., der Ring	*Circulus arteriosus cerebri = Circulus arteriosus Willisii*
frenulum	-i	n.	kleiner Zügel, Bändchen	*Frenulum linguae = Zungenbändchen*
pupilla	-ae	f.	Augenpupille	*Diminutiv von pupa = Puppe, kleines Mädchen*
sacculus	-i	m.	das „Säckchen", allg.: taschenartige Ausbuchtung	*wichtigster Begriff: Sacculus als Teil des Vestibularapparates im Ohr*
utriculus	-i	m.	Säckchen, kleiner Schlauch	*wichtigster Begriff: Utriculus als Teil des Vestibularapparates*

Die o- Deklination – Neutra auf –on

acromion	-i	n.	Schulterhöhe	*das Acromion ist Ursprung und Ansatz zahlreicher Schulter- und Oberarmmuskeln*
axon	-i	n.	= Neurit (der lange, faserartige Fortsatz einer Nervenzelle)	*eigentlich: „Achse"*
neuron	-i	n.	Nerv, Nervenzelle	*Neurologie*

Die 3. Deklination

chiasma	-matis	n.	Kreuzung	*Chiasma opticum = Kreuzung der Sehbahnen*
cortex	corticis	m.	Rinde	*Cortex cerebri = Großhirnrinde*
crus	cruris	n.	Schenkel, Unterschenkel	*Crus cerebri = Hirnschenkel*
decussatio	-tionis	f.	Kreuzung von Nervenbahnen	*Decussatio pyramidum = Kreuzung der Pyramidenbahnen*
formatio	-ionis	f.	Ausbildung, Ausformung (Struktur)	*Formatio reticularis (Struktur im ZNS, steuert u.a. vegetative Funktionen)*

glottis	-idis	f.	stimmbildender Teil des Kehlkopfes	*nicht verwechseln mit: glossa (griech.) = Zunge-*
guttur	-is	n.	Gurgel, Kehle	*Gutturallaut*
helix	helicis	f.	Schnecke	*auch: der umgebogene Ohrmuschelrand*
incus	incudis	f.	Amboß	*Gehörknöchelchen: stapes, incus, malleus*
iris	-dis	f.	Regenbogenhaut (Iris)	*die durch Pigmente gefärbte Blende des Auges*
parotis	-idis	f.	(= Glandula paroti-dea) Ohrspeichel-drüse	*die größte Speicheldrüse im Mundbereich, entzündet z.B. bei Mumps*
pyramis	-idis	f.	pyramidenförmige Struktur	*"Pyramidenbahn" = Nerven-fasern für die Willkürmotorik*
radix	radicis	f.	Wurzel	*Radix dentis = Zahnwurzel*
stapes	-dis	m.	Steigbügel	*Gehörknöchelchen: stapes, incus, malleus*

Ausnahmen (ohne Zuordnung zu Geschlechterregeln)

caput	capitis	**n.**	Kopf, Haupt	*Kapitalverbrechen*
occiput	occipitis	**n.**	Hinterhaupt	*occipitalis = das Hinterhaupt betreffend*
os	oris	**n.**	Mund, Öffnung	*os, oris n. = Mund, os, ossis n. = Knochen, ora, orae f. = Rand, Saum*

Weitere Deklinationen und Ausnahmen

i-Stämme, Mischformen

auris	auris	f.	Ohr	*auricula = „Öhrchen": a) Ohrmuschel, b) Herzohr (Teil der Vorhöfe)*
dens	dentis	m.	Zahn	*Dens axis: zahnförmiger Fortsatz der Axis (2. HW)*

falx	falcis	f.	Sichel	*Falx cerebri*
fauces	faucium	f.	Schlund	***!!! nur im Pl. gebräuchlich. Sg.: faux, faucis !!!***
frons	frontis	f.	Stirn	*frontal*
larynx	laryngis	m.	Kehlkopf	*Laryngoskop*
lens	lentis	f.	Linse	*lens (engl.)*
mater	matris	f.	Umhüllung (Mutter)	*Dura mater = Die äußere „harte" Hirnhaut*
meninx	meningis	f.	Hirnhaut, Rückenmarkshaut	*die Meningen bestehen aus Dura mater, Arachnoidea mater und Pia mater*
mens	mentis	f.	Verstand, Denkvermögen	*vgl. Demenz; unterscheide mens und mensis*
pons	pontis	m.	Brücke	*Achtung: **DER** Pons;* *zum Hirnstamm gehörende ZNS-Struktur*
sol	solis	m.	Sonne	*Bierflasche mit Sonne* *Adj.: solaris, -e = sonnenförmig (Plexus solaris = Sonnengeflecht)*
vermis	vermis	m.	Wurm	*Vermis cerebelli = Kleinhirnwurm*

Die u-Deklination

aditus	-us	m.	Zugang, Eingang	*Aditus orbitalis = vordere Öffnung der Augenhöhle*
auditus	-us	m.	Gehör	*Adj.: auditivus, -a, -um = das Gehör betreffend*
cornu	-us	n.	Horn, hornartige Struktur	*Cornu posterius = Hinterhorn der grauen Substanz des Rückenmarks*
gustus	-us	m.	Geschmackssinn	*„ganz nach deinem Gusto"*

meatus	-us	m.	Gang	*Meatus acusticus = Gehörgang, Meatus nasalis = Nasengang.* *Ductus bedeutet ebenfalls „Gang"*
olfactus	-us	m.	Geruchssinn	*N. olfactorius*
plexus	-us	m.	Geflecht	*Plexus cervicalis*
sensus	-us	m.	Sinn, Empfindung	*Sensus gustatorius = Geschmackssinn*
sinus	-us	m.	Ausbuchtung, Hohlraum, venöser Blutleiter	*Sinus caroticus = Ausbuchtung an der Halsschlagader* *z.T. synonym mit Begriffen wie Ampulla, Angulus, Bulbus, Cavum bzw. Cavitas, Cisterna, Recessus.*
tactus	-us	m.	Tastsinn	*taktil, haptisch*
tractus	-us	m.	Faserstrang, Bahn	*Tractus opticus = Sehbahn*
visus	-us	m.	Sehschärfe	*der Visus*

Die e-Deklination

facies	-ei	f.	Gesicht, Außenfläche	*Facies hippocratica = das Gesicht des schwer Kranken: eingefallene Schläfen, fahlgraue Hautfarbe, kalter Schweiß auf der Stirn.* *Facies articularis = Gelenkfläche*

6. Vokabeln Klinische Fachsprache

Lateinische Begriffe der a- und o- Deklination

acidum	-i	n.	Säure	*acid (engl.)*
aqua	-ae	f.	Wasser	*Aqua destillata*
bulla	-ae	f.	Blase	*aus einer Bulla kann eine Pustel entstehen.*
chorda	-ae	f.	Strang	*Chorda dorsalis = Rückensaite*
lacrima	-ae	f.	Träne	*Glandula lacrimalis (= Tränendrüse)*
letum	-i	n.	Tod (=mors)	*letal*
locus	-i	m.	Ort	*Locus Kiesselbachi(i) = Venengeflecht in der Nase (häufiger Ort für Nasenbluten)*
medicus	-i	m.	Arzt	*auch Titel eines Bestsellerromans*
morbus	-i	m.	Krankheit	*Morbus Dingenskirchen*
pharmacon	-i	n.	Arzneimittel	*Pharmakologie ist die Lehre von den Arzneimitteln*
saliva	-ae	f.	Speichel	*Salivation = Speichelabsonderung*
sonus	-i	m.	Ton, Schall	*sonor*
urina	-ae	f.	Harn, Urin	*Hämaturie*
vita	-ae	f.	Leben	*vital*

Die a- und o- Deklination (Diminutive)

fistula	-ae	f.	kleine Röhre, Fistel	*Fistel: abnormer, röhrenförmiger Gang*
furunculus	-i	m.	kleiner Eiterpfropf, Furunkel	*wörtlich: kleiner Dieb (fur)*

morbilli	-orum	m.	Masern	*!!!Achtung: nur Plural!!!*
papula	-ae	f.	Hautknötchen	*nicht zu verwecheln mit der Pappel*
pustula	-ae	f.	Bläschen, Eiterpustel	*pus = Eiter*
varicellae	-arum	f.	kleine Pocken (Varizellen = Windpocken)	*!!!Achtung: nur Plural!!!*
volvolus	-i	m.	kleine Drehung (=Darmverschlingung)	*kinderchirurgischer Notfall!*

Lateinische Begriffe der 3. Deklination

pus	puris	n.	Eiter	*ubi pus, ibi evacua* *Pustula = Eiterkörperchen*
tumor	-oris	m.	Schwellung, **die** Geschwulst	*(1) im weiteren Sinn:* ***jede*** *lokalisierte Anschwellung (z.B. auch bei Entzündung)* *(2) im engeren Sinn: gewebliche Neubildung (= Neoplasie)*
ulcus	ulceris	n.	Geschwür, Ulkus	*ulzerierend*
varix	varicis	f.	Krampfader	*Merke: Varize – was ist ein Varizenstripping?*
vertigo	-inis	f.	Schwindel(-gefühl)	*Film von Hitchcock*
vox	vocis	f.	Stimme	*Vokal*

Ausnahmen (ohne Zuordnung zu Geschlechterregeln)

adeps	adipis	m./f.	Fett	*Merke: adipositas = Fettsucht*
sanguis	sanguinis	m.	Blut	*Sanguiniker*

Lateinische Begriffe - Weitere Deklinationen und Ausnahmen

Die i-Deklination

animal	animalis	n.	Tier, Lebewesen	*animalisch*
canalis	canalis	m.	Rinne, Röhre	*Kanal*
caro	carnis	f.	Fleisch	*Carnificatio pulmonis*

faex	faecis	f.	Hefe	*im Plural: Faeces = Kot, Stuhl (vgl. Fäkalien)*
febris	febris	f.	Fieber	*febril*
genus	generis	n.	Geschlecht, Gattung	*Gattung: Staphylokokkus aureus; Candida albicans*
infans	infantis	m./f.	Kind	*infantil*
lac	lactis	n.	Milch	*Laktation = Produktion und Sekretion von Muttermilch durch die weibl. Brustdrüse*
mors	mortis	f.	*(= letum)* Tod	*postmortal = nach dem Tod*
tussis	tussis	m.	Husten	*Pertussis = Keuchhusten; sehr starker Husten*

Die u-Deklination

apparatus	-us	m.	Organkomplex, Apparat	*Golgi-Apparat*
casus	-us	m.	Fall, Krankheitsfall	*Kasuistik*
exitus	-us	m.	Ausgang	*Exitus letalis = Tod*
habitus	-us	m.	Haltung, Körperbeschaffenheit (äußerlich)	*leptosomer Habitus*
natus	-us	m.	Geburt (im Sinne von Lebensalter)	*pränatal; postnatal*
partus	-us	m.	Geburt	*präpartal, postpartal*
pruritus	-us	m.	Juckreiz	*Pruritus ani*
pulsus	-us	m.	Puls	*Pulsus celer*
sensus	-us	m.	Sinn, Empfindungsvermögen	*Sensus gustatorius: Geschmackssinn*
sexus	-us	m.	Geschlecht	*Sex*

singultus	-us	m.	Schluckauf	*der Singultus*
status	-us	m.	Stand, Zustand	*Status praesens (der gegenwärtige klinische Untersuchungsbefund bei einem Patienten)*
tactus	-us	m.	Tastsinn	*taktil*
vomitus	-us	m.	Erbrechen	*Vomex ist ein Medikament gegen Übelkeit (lat. Nausea) und Brechreiz*

Die e-Deklination

caries	-ei	f.	Zahnkaries	*heute selten Knochenkaries (bei Tb., Syphilis)*
species	-ei	f.	Art, Gattung	*Plural: Teemischung!!!*

Griechische Begriffe der klinischen Fachsprache

Griech. vokabel	**Stamm**	**Deutsche Bedeutung**	**Lat. Synonym**	***Eselsbrücke, Beispiel***
aden	**aden**-os	Drüse	glans, -dula	*Adenom (von Drüsengewebe ausgehende benigne Neubildung); unterscheide: adren(o)- = Nebenniere*
aisthesis	**aisthes**-eos	Gefühl, Empfindung, Wahrnehmung	sensus	*Anästhesie*
aitia	**aiti**-as	Ursache, Grund		*Ätiologie*
akousis	**akous**-eos	Gehör	auditus	*Akustik*
aner	**andr**-os	Mann	vir	*Androgyn*
angeion	**angei**-ou	Gefäß	vas	*Angiologie*
anthropos	**anthrop**-ou	Mann	homo	*Anthropologie*
arche	**arch**-es	Anfang, Beginn		*Pubarche, Thelarche*
arthron	**arthr**-ou	Gelenk	articulatio	*Arthroskopie*
balanos	**balan**-ou	Eichel	glans (penis)	*Balanitis*
bios	**bi**-ou	Leben	vita	*Biologie*
blastos	**blast**-ou	Keim		*Blastozyte*
blepharon	**blephar**-ou	Augenlid	palpebra	*Blepharitis*
cheilos	**cheil**-os	Lippe	labium	*Cheilitis*
cheir	**cheir**-os	Hand	manus	*Chirurgie (ergon,* ***erg****-ou (gr.) = Werk, Arbeit, Wirkung)*
chole	**chol**-es	Galle	bilis/fel	*Cholangiographie*

chondros	**chondr**-ou	Knorpel	cartilago	*Chondrose*
chroma	**chromat**-os	Farbe		*Hämochromatose*
chronos	**chron**-ou	Zeit		*Chronometer = Uhr*
dakryon	**dakry**-ou	Träne	lacrima	*Dakryozystitis = Entzündung des Tränensacks*
daktylos	**daktyl**-ou	Finger	digitus	*Was ist eine Polydaktylie?*
derma	**dermat**-os	Haut	cutis	*Dermatologie*
enkephalon	**enkephal**-ou	Hirn	cerebrum	*Enzephalitis (= Gehirnentzündung*
entera	**enter**-on	Eingeweide	viscera	*enteral, viszeral = die Eingeweide betreffend*
enteron	**enter**-ou	Darm	intestinum	*enteral = den Darm betreffend*
epiploon	**epipl**-ou	Netz	omentum	*Omentum majus; Omentum minus*
epision	**episi**-ou	Damm	perineum	*Episiotomie = Dammschnitt (gyn.)*
gaster	**gastr**-os	Magen	ventriculus	*Gastrologie*
genesis	**genes**-eos	Ursprung, Entstehung		*1. Buch Mose*
geron	**geront**-os	Greis		*Gerontologie*
glossa	**gloss**-es	Zunge	lingua	*Glosse*
gnathos	**gnath**-ou	Oberkiefer	maxilla	*Was ist eine Prognathie?*
gone	**gon**-es	Keim/Samen	semen	*Gonokokken*
gony	**gonat**-os	Knie	genu	*Gonarthrose*
gyne	**gynaik**-os	Frau	femina	*Gynäkologie*

haima	**haimat**-os	Blut	sanguis	*Anämie = Blutarmut* *Urämie = Harnvergiftung („Urin im Blut")* *Hämaturie = „Blut im Urin"*
hidros	**hidrot**-os	Schweiß	sudor	*Hyperhidrose*
histos	**hist**-ou	Gewebe		*Histologie*
hydor	**hydat**-os	Wasser	aqua	*hydrophob*
hypnos	**hypn**-ou	Schlaf		*Hypnose*
hystera	**hyster**-as	Gebärmutter	uterus	*Hysterektomie*
iatros	**iatr**-ou	Arzt	medicus	*Was ist eine iatrogene Erkrankung?*
is	**in**-os	Muskel	musculus	*Inotropie*
kardia	**kardi**-as	Herz	cor	*Kardiologie*
karkinos	**karkin**-ou	Krebs	carcinoma	*Karzinom (Abk.: Ca) = maligner Tumor*
karyon	**kary**-os	Kern	nucleus	*Eukaryot*
kephale	**kephal**-es	Kopf	caput	*Was ist ein Hydrozephalus?*
keras	**kerat**-os	Horn, kleiner Fortsatz (Hornhaut, Geweih)	cornu	*Keratitis = Hornhautentzündung*
kinesis	**kines**-eos	Bewegung		*Kino = bewegte Bilder*
klasis	**klas**-eos	Zerbrechen		*Osteoklast*
kolpos	**kolp**-ou	Scheide	vagina	*Kolposkopie*
kore	**kor**-es	Pupille, Sehloch	pupilla	*Isokorie*
kranion	**krani**-ou	Schädel	cranium	*Kraniologie*

kystis	**kysti(d)**-os	(Harn-)Blase	vesica urinaria	*Zystitis*
kytos	**kyt**-eos	Zelle	cellula	*Zytologie*
lapara	**lapar**-as	Bauch	abdomen, venter	*Laparoskopie*
lipos	**lip**-ous	Fett	adeps	*lipophil*
logos	**log**-ou	Lehre, Rede, Vernunft		*Logorrhoe*
lysis	**lys**-eos	Lösung, Auflösung		*Lipolyse*
mastos	**mast**-ou	Brustdrüse, Brust	mamma	*Mastopathie*
melos	**mel**-ous	Gliedmaßen	membrum	*Amelie*
men	**men**-os	Monat		*Menses*
metra	**metr**-as	Gebärmutter	uterus	*Endometrium*
mneme	**mnem**-es	Erinnerung, Gedächtnis		*Anamnese*
morphe	**morph**-es	Gestalt		*Morphologie*
myelos	**myel**-ou	Mark	medulla	*Myelopathie*
mykes	**myket**-os	Pilz		*Antimykotikum*
mys	**my**-os	Muskel	musculus	*Myopathie*
myxa	**myx**-es	Schleim	mucus	*Myxödem*
narkosis	**narkos**-eos	Erstarrung, Betäubung		*Narkose*
nephros	**nephr**-ou	Niere	ren	*Nephrologie*
neuron	**neur**-ou	Nerv	nervus	*Neurologie*
nosos	**nos**-ou	Krankheit	morbus	*Nosologie*

nyx	**nykt**-os	Nacht		*Nykturie*
odous	**odont**-os	Zahn	dens	*Odontalgie*
omphalos	**ompha**l-ou	Nabel	umbilicus	*Omphalozele*
onkos	**onk**-ou	Geschwulst (Haufen, Masse)		*eine Masse Onkel!*
oon	**o**-ou	Ei	ovum	*siehe oophoron*
oophoron	**oophor**-ou	Eier tragend = Eierstock	ovarium	*Oophoritis (= Entzündung der Eierstöcke)*
ophthalmos	**ophthalm**-ou	Auge	oculus	*Ophthalmologie*
opsis	**ops**-eos	Auge, Sehsinn	visus	*Hemianopsie*
orchis	**orch**-eos	Hoden	testis	*Orchitis*
osme	**osm**-es	Geruch, Geruchssinn	olfactus	*Anosmie*
osteon	**oste**-ou	Knochen	os, ossis	*Osteologie*
ous	**ot**-os	Ohr	auris	*Otologie*
pais	**paid**-os	Kind	infans/puer	*Pädiatrie*
paresis	**pares**-eos	unvollständige Lähmung		*Mono-, Hemi-, Para-, Tetraparese* *-plegie = vollständige Lähmung*
pathos	**path**-ous	Krankheit, Leiden	morbus	*Pathologie*
pepsis	**peps**-eos	Kochung, Verdauung		*Pepsi-Cola hilft beim Verdauen*
phagein	**phag**	essen		*Makrophage*
phallos	**phall**-ou	Glied	penis	*Phallussymbol*

pharmakon	**pharmak**-ou	Heilmittel		*Pharmakotherapie*
phleps	**phleb**-os	Vene	vena	*Phlebotomie, Phlebektomie*
phobos	**phob**-ou	Furcht		*Phobie*
phos	**phot**-os	Licht		*Fotografie*
phren	**phren**-os	Zwerchfell, Geist		*schizophren*
phylaxis	**phylax**-eos	Bewachung, Schutz		*Ein anaphylaktischer Schock ist durch das eigene Immunsystem verursacht.*
physis	**phys**-eos	Wachstum, Natur		*unterscheide physisch, psychisch*
phyton	**phyt**-ou	Pflanze		*Phytotherapie*
plege	**pleg**-es	vollständige Lähmung		*Mono-, Hemi-, Para-, Tetraplegie*
pneuma	**pneumat**-os	Lufthauch, Atem, Atmung		*Was ist ein Pneumothorax?*
pneumon	**pneumon**-os	Lunge	pulmo	*Pneumologie = Pulmologie*
pnoe	**pno**-es	Atem, Atmung	spiratio	*Dyspnoe, Eupnoe*
poiesis	**poies**-eos	Hervorbringung, Herstellung		*Poesie*
pous	**pod**-os	Fuß	pes	*Podologen betreiben medizin. Fußpflege*
proktos	**prokt**-ou	Darmausgang, Mastdarm	anus, rectum	*Proktoskop*
psyche	**psych**-es	Seele, Geist		*Psychiatrie*
ptyalon	**ptyal**-ou	Speichel	saliva	*Ptyalin ist ein Speichelenzym*

pyelos	**pyel**-ou	Becken	pelvis (renalis)	*Pyelonephritis*
pyon	**py**-ou	Eiter	pus	*Empyem (= Eiteransammlung)*
pyr	**pyr**-os	Fieber, Feuerhitze		*pyrogen (= fiebererzeugend); Antipyretikum*
rhachis	**rhach**-eos	Wirbelsäule	columna vertebralis	*Rachitis*
rhis	**rhin**-os	Nase	nasus	*Rhinozeros, Rhinitis*
salpinx	**salping**-os	Eileiter	tuba uterina	*Salpingographie*
sarx	**sark**-os	Fleisch	caro	*Sarkom*
sialon	**sial**-ou	Speichel	saliva	*Sialadenitis*
sideros	**sider**-ou	Eisen, Stahl		*Sideropenie*
soma	**somat**-os	Körper	corpus	*somatische Medizin*
sperma	**spermat**-os	Keim/Samen	semen	*Spermatogramm*
sphygmos	**sphygm**-ou	Puls	pulsus	*Sphygmometer*
splanchna	**splanchn**-on	Eingeweide	viscera	*Nervus splanchnicus*
splen	**splen**-	Milz	lien	*Splenektomie*
spondylos	**spondyl**-ou	Wirbel	vertebra	*Spondylolisthesis = Wirbelgleiten*
stasis	**stas**-eos	Stillstand, zum Stillstand bringend		*Hämostase*
stethos	**steth**-ou	Brust	pectus	*Stethoskop*

stoma	**stomat**-os	Mund	os, oris	*Stomatitis, auch im übertragenen Sinn einer „künstlichen Öffnung", z.B. Ileostoma, Tracheostoma*
stomachos	**stomach**-ou	Magen	ventriculus	*vgl. engl. stomach*
tenon	**tenont**-os	Sehne	tendo	*Achillotenotomie = Durchtrennung der Achillessehne*
teras	**terat**-os	Mißgeburt, Wunderzeichen		*Teratom*
thanatos	**thanat**-ou	Tod	letum/mors	*Thanatologie*
thele	**thel**-es	Brustwarze	mamilla	*Thelarche*
therapeia	**therapei**-as	Behandlung		*Therapie*
thorax	**thorak**-os	Brustkorb	pectus	*auch: stethos, vgl. Stethoskop*
thrix	**trich**-os	Haar	capillus	*Trichogramm*
toxikon	**toxik**-ou	Das (Pfeil-)Gift betreffend		*Toxikologie*
trauma	**traumat**-os	Verletzung, Wunde		*Traumatologie*
typhlon	**typhl**-ou	Blinddarm		*Typhilitis = Entzündung des Caecums; kann im Rahmen einer Appendizitis auftreten*
zyst + chole	**chol**-es	Gallenblase	vesica fellea	*Cholezystektomie*

Weitere unbedingt zu lernende
- **Suffixe** (z.B. –itis),
- **Präfixe,**
- **wichtige griechische Wortstämme**,
- **Zahlen**, **Mengen** und **Farben**

finden sich ab Seite 76.

Vokabelregister